院内事故調査
実践マニュアル 法令準拠

●監修
中島 勧

●編著
公益財団法人 生存科学研究所 医療政策研究会

医歯薬出版株式会社

This book was originally published in Japanese
under the title of :

INNAI JIKO TOYŌSA-JISSEN MANYUARU
(Practical manual of hospital medical accidents investigation)

Editor :
The Institute of Seizon and Life Sciences Medical Policy Study Group

© 2015   1st ed.

ISHIYAKU PUBLISHERS, INC.
 7-10, Honkomagome 1 chome, Bunkyo-ku,
 Tokyo 113-8612, Japan

執筆者一覧

●監修
中島　勧　（医師・東京大学医学部附属病院 医療安全対策センター長）

●編著
公益財団法人　生存科学研究所 医療政策研究会

神谷　惠子　（弁護士・神谷法律事務所）

竹下　啓　（医師・青山学院大学教育人間科学部教授
　　　　　　前 北里大学北里研究所病院　医療安全管理室長）

西田　博　（医師・東京女子医科大学・心臓血管外科）

加部　一彦　（医師・愛育病院新生児科部長）

長谷川幸子　（看護師・東京都看護協会医療安全委員
　　　　　　元 日本医科大学付属病院　副看護部長）

渡邊　両治　（東京都済生会中央病院 医療安全対策室クオリティマネジャー）

秋元　秀俊　（医療ジャーナリスト，有限会社秋編集事務所）

【顧　問】
矢作　直樹　（医師・東京大学大学院医学系研究科教授
　　　　　　診療行為に関連した死亡の調査分析モデル事業 元東京地域代表）

緒言

　我が国の医療安全を巡る議論は，1999年の二つの医療事故を契機に始まりました．特に，2004年4月の広尾病院院長に対する最高裁判決は，医師法21条は憲法38条で規定された自己負罪拒否特権に反するという主張を退けるもので，病院長が同条違反により有罪とされました．このことは，多くの医師に衝撃を与え，同年9月に，日本医学会の基本領域19学会から「診療行為に関連して患者死亡が発生したすべての場合について，中立的専門機関に届出を行う制度を可及的速やかに確立すべき」とする共同声明が発表されました．これに答えるかたちで厚生労働省の補助事業として，「診療行為に関連した死亡の調査分析モデル事業」が開始されました．第三者機関による医療事故調査が緒についたのです．

　私たち，公益財団法人 生存科学研究所 医療政策研究会では，この当時から，医療過誤の責任のあり方を研究するとともに，第三者機関による調査もさることながら，病院が主体的に公正中立に事故調査を行い，真相究明と再発防止に努めることの重要性を強調してきました．病院自体が主体的に事故調査に取り組むことにより，組織として医療安全文化が醸成され，現場に即した再発防止策が可能になると考えられます．
　厚生労働省が新しく死因究明制度に関するあり方を検討し，大綱案を提出した時にも，私たちは，一貫して，院内事故調査の重要性を説いてきました．そして，2009年には院内事故調査をどのように行っていくべきかについて，『院内事故調査の手引き』を刊行し，各病院が主体的かつ公正性，透明性を確保しながら院内事故調査を行っていく方法を示しました*．
　この大綱案は法制化されることはなく，医療界が，死因究明をする機関設立を求めて10年以上の時を経ました．そしてようやく2014年6月の医療法の改正により，2015年10月から，すべての医療機関を対象とした公的な医療事故調査制度が始まることになりました．医療を受ける立場と医療を提供する立場では，その主張に大きな隔たりがあったとはいえ，この制度は，すべての人に待ち望まれた制度と言っても過言ではありません．

---

*公益財団法人 生存科学研究所 医療政策研究会の主な活動
1）神谷惠子 編著：医療事故の責任．毎日コミュニケーションズ，2007年10月
2）(財)生存科学研究所医療政策研究会：政策提言：診療関連死の原因究明から始める医療安全．2007年11月
3）院内事故調査体制に関する調査報告．2009年9月
4）上田裕一 監修：院内事故調査の手引き．医歯薬出版，2009年9月
ほか

この医療事故調査制度は,「医療事故調査・支援センター」の設立を伴うものですが,あくまでも医療事故調査の主体は,医療事故が発生した病院です．すなわち,医療事故調査の基本が院内事故調査にあることには変わりありません．

　私たち医療政策研究会は,メンバーの多くが長年医療安全の現場で働いてきた,また,働いてきている医師,看護師です．この2年間,新制度の中での院内事故調査の在り方およびその方法について,厳しい議論を繰り返し,ようやくこのマニュアルの完成をみました．

　本書は,院内事故調査の経験がない診療所など小規模医療機関から,すでに経験がある医療機関まで,すべての医療機関を対象に院内事故調査をどのように行うべきか,現場の疑問に即してまとめたものです．

　院内事故調査を進めていくに当たり,最低限すべきことと,逆にしてはならないことを明確にしました．さらには,これまで院内事故調査を経験している大病院において,いかにして公正性,透明性を確保するか,より進んだ方法を読み取れるように記載しました．さらに,事故が起こる前の準備として,日頃から備えておくべきことも明記し,医療事故が起こる前の心構えも明らかにしました．

　また,医療安全管理者が病院長や患者家族からの対応に困るような場面を設定し,コラムで,その時の対応を整理してみました．

　この「院内事故調査マニュアル」が院内事故調査の公正性・透明性を高め,医療安全文化の醸成に役立つことを願っています．

平成27年8月

監　修　**中島　勧**
研究会代表　**神谷惠子**

CONTENTS

1章 院内事故調査と法令にもとづく手続き …………………… 6

2章 院内事故調査委員会の目的と役割 ………………………… 8

3章 重大有害事象発生時の初期対応 …………………………… 10

4章 緊急対応会議 ………………………………………………… 17

5章 院内事故調査委員会設置基準 ……………………………… 29

6章 院内事故調査の準備と事務局体制 ………………………… 36

7章 院内事故調査委員会の組織 ………………………………… 40

8章 院内事故調査委員会の進め方 ……………………………… 45

9章 原因分析の進め方 …………………………………………… 49

10章 事故調査報告書の書き方 …………………………………… 51

11章 事故調査報告書の取り扱いと公表 ………………………… 59

12章 患者・家族への対応 ………………………………………… 61

13章 有害事象を経験した医療者への支援 ……………………… 66

14章 再発防止策の策定と実施状況の検証 ……………………… 72

【巻末資料1】根本原因分析（RCA）の進め方 ……………………… 74

【巻末資料2】特定機能病院の医療機能評価機構に対する
　　　　　　 医療事故報告の範囲及び方法 ……………………… 79

【巻末資料3】改正医療法新旧対照表（改正法・省令・通知等　完全整理）…… 81

【索引】…… 99

院内事故調査の進め方と本書の章番号

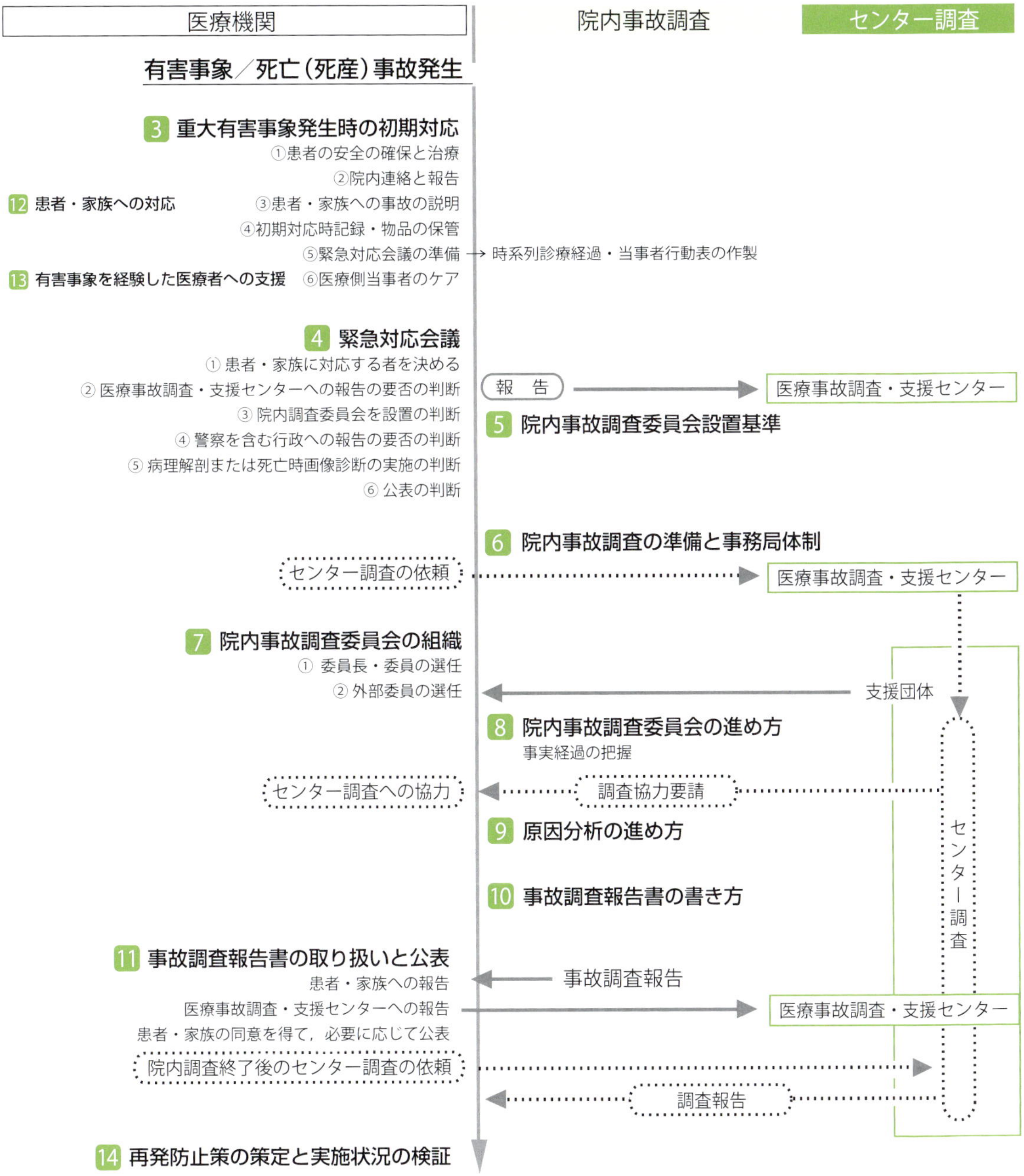

医療機関	院内事故調査	センター調査

有害事象／死亡（死産）事故発生

3 重大有害事象発生時の初期対応
　①患者の安全の確保と治療
　②院内連絡と報告
12 患者・家族への対応　③患者・家族への事故の説明
　④初期対応時記録・物品の保管
　⑤緊急対応会議の準備 → 時系列診療経過・当事者行動表の作製
13 有害事象を経験した医療者への支援　⑥医療側当事者のケア

4 緊急対応会議
　①患者・家族に対応する者を決める
　②医療事故調査・支援センターへの報告の要否の判断　　報　告 → 医療事故調査・支援センター
　③院内調査委員会を設置の判断　　　　　　　　　　　　**5** 院内事故調査委員会設置基準
　④警察を含む行政への報告の要否の判断
　⑤病理解剖または死亡時画像診断の実施の判断
　⑥公表の判断

6 院内事故調査の準備と事務局体制
センター調査の依頼 ┄┄┄┄┄┄→ 医療事故調査・支援センター

7 院内事故調査委員会の組織
　①委員長・委員の選任
　②外部委員の選任　　　　　　　　　　　　　　　　　支援団体

8 院内事故調査委員会の進め方
　事実経過の把握
センター調査への協力 ←┄┄┄ 調査協力要請

9 原因分析の進め方

10 事故調査報告書の書き方

11 事故調査報告書の取り扱いと公表
　患者・家族への報告 ← 事故調査報告
　医療事故調査・支援センターへの報告 → 医療事故調査・支援センター
　患者・家族の同意を得て，必要に応じて公表
院内調査終了後のセンター調査の依頼 ┄┄┄→
　　　　　　　　　　　　　　　　　　　　　　　　　　　　調査報告

センター調査

14 再発防止策の策定と実施状況の検証

※上記図中の **3**〜**14** は本書中の章番号に対応します．

1 院内事故調査と法令にもとづく手続き

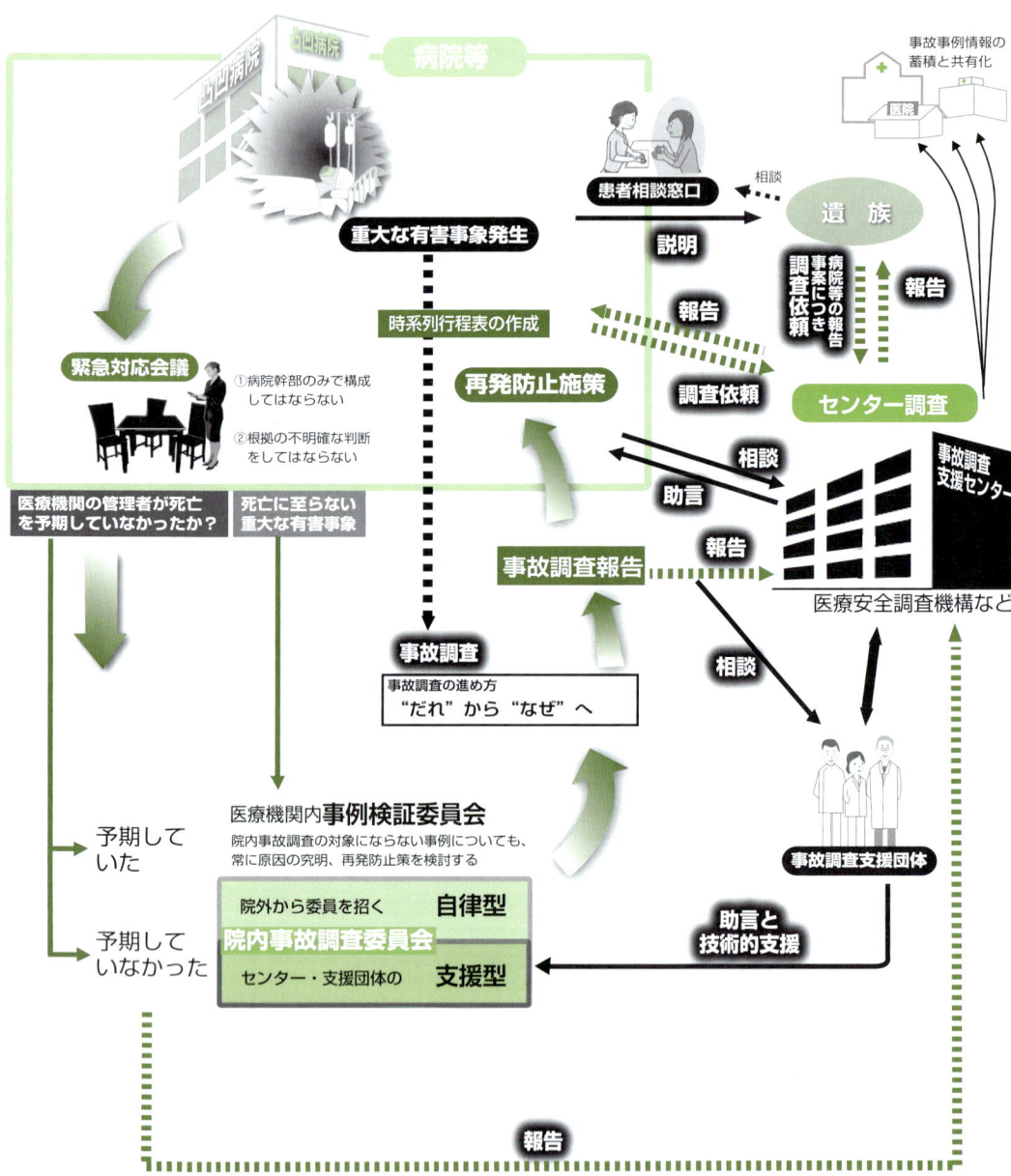

医療事故調査制度の基本――公正・中立な院内事故調査

　医療機関で何らかの有害事象が生じた場合，医療機関はその事実関係を明らかにして，その原因を究明し，再発防止策を講じなければならない．日々の医療安全活動のなかでも，有害事象の検証はもっとも重要な作業である．しかし，これまで医療機関で行われてきた多くの院内事故調査は，当事者である現場の医療者や患者・家族が求める透明性，公正性，中立性が必ずしも十分に担保されたものではなかった．このような未成熟な院内事故調査は，真相解明にも再発防止にも役立たないばかりか，紛争の解決にもつながらない．このために，医療事故の刑事責任追及が常態化する不幸な十年を経て，事故調査の第三者機関の設立が模索され，平成26年6月に医療事故調査制度が法制化された．

　この医療事故調査制度は，予期しない死亡について第三者機関に報告し，原因究明のための院内事故調査を公正に行う仕組みを定めたものだが，長い間，第三者機関の設立をめぐって議論されてきた経緯から，検討会においても終始，第三者機関への届け出基準，第三者機関の調査・報告をめぐって議論が集中し，公正・中立で信頼性の高い院内事故調査の進め方については十分な検討があったとは言い難い．しかし，医療事故調査の基本は，医療現場の院内事故調査であり，それを公正・中立かつ十分な専門性と透明性を兼ね備えた方法で行うことにより，原因の究明と再発防止が可能になり，ひいては事故に遭った患者家族や医療側当事者の心の支えにも繋がるのである．

　ここで医療事故調査制度における第三者機関すなわち医療事故調査・支援センター*は，あくまでも院内事故調査を公正・中立・透明に進めるための支援をする位置づけにあり，院内医療事故調査に対する上級審に位置づけられるものではない．医療機関は，院内事故調査を進める上で，病院外から専門家を招くなど外部に支援を求めるが，その支援の程度は，医療機関の規模・能力や患者家族と信頼関係により，様々なかたち（自律型，支援型）をとることになる．また医療事故・支援センターに報告した事案については，病院等**の管理者（以下，病院長）あるいは遺族が医療事故調査・支援センターに調査を依頼することができる．その場合，医療事故調査・支援センターは，原則として医療機関の院内事故調査の検証作業を行うが，必要に応じて，当該医療機関に協力を求めて調査を行うこともある（センター調査）．

---

* 医療事故調査・支援センターとしては，平成27年8月までに一般社団法人医療安全調査機構が指定を受けている．
**法で病院，診療所または助産所など医療機関を「病院等」と表現していることに準じて，この本では，病院，診療所または助産所を「病院等」と表記する．

2 院内事故調査委員会の目的と役割

院内事故調査委員会の目的は？

　院内事故調査（法の求める医療事故調査を含む）とは，まず「何が起きたのか」を明確にすることであり，そして「なぜ，その医療事故が起きたのか」を究明するものである．それは病院等が自ら率先して行うものであり，医療者が自律的にすることである．

　院内事故調査の目的は，当該病院にとっては再発防止であるとともに患者・家族，さらには地域社会に対する説明責任の履行である．そして医療界と国民にとっては医療の安全と質の向上に不可欠のプロセスであり，当事者にとっては紛争の予防や解決に繋がるものである．

　医療事故の調査は，本来，当該病院からも患者側からも中立的な立場にあり，院内事故調査について十分な知識と経験を持った者が担当することが理想的である．とくに中・小規模病院等においては，組織内の人員のみで行う医療事故調査では，公正性と透明性の担保，利益相反の排除，人的資源の確保等において困難がある．そこで，病院等の規模の如何にかかわらず院内事故調査の公正性・透明性を担保するため，外部委員を含む組織とすることが必須である．院内事故調査委員会であればこそ，医療事故発生後の迅速な初期対応と，内部資料の十分な吟味，そして患者側当事者との密な連携が可能である．自律的に公正な院内事故調査を行い，再発防止策を講じることによって，病院等としての責任を果たし，医療事故の発生で傷ついた医療者の誇りを取り戻すことができるのである．

　医療事故に遭った患者やその家族は，五つの願い[*]を持っているとされる．すなわち，①原状回復，②真相究明，③（当事者の）反省謝罪，④再発防止，⑤損害賠償である．いかなる医療事故であれ，患者が存命であれば最大限の治療努力と，患者に障害が残った場合にはその回復に努めることは言うまでもないが，同時に，反省と謝罪，再発防止策の策定，そして損害賠償には十分な真相究明，すなわち，「何が，なぜ，起きたのか」を明らかにすることが不可欠である．

　院内事故調査委員会においては，個人の責任を追及することや，過失の有無を判定するような傾向を注意深く排除しなければならない．病院長は，院内事故調査委員会が公正で適切な活動が行えるよう，十分な支援を行うことが求められる．

---

[*]医療事故情報センターを設立（1990年12月）した加藤良夫弁護士らが，『医療事故から学ぶ―事故調査の意義と実践』（加藤良夫・後藤克幸 編著，中央法規，2005）で紹介した．

院内事故調査は，病院の信頼性を高めるか？

　院内事故調査に対する積極的な姿勢は，地域住民にとって病院の信頼性を測る一つの物差しである．このため，病院は事故調査の取り組みを積極的に公表すべきだが，そのためには官民をあげて地域住民の間に，その意義を正当に評価する見識を広める必要がある．

　事故調査は，診療において何が行われ，患者に何が起きたのかを時系列的に明らかにするところから始まる．次に，患者が負った障害の程度や状態を医学的に検証することが重要である．死亡医療事故においては，必要に応じて迅速に病理解剖や死亡時画像診断（Ai；オートプシーイメージング）を行い，医学的に死因を調査することが求められる．院内事故調査委員会は，認定した事実や医学的評価に基づき事故の根本的な要因を分析したうえで，改善策の指針を示し，事故調査報告書をまとめる．事故調査報告書は，当該病院が行う具体的な改善策・再発防止策や患者・家族への対応等の出発点となる．なお，事故調査報告書で示す改善策は，あくまでも前向きに再発防止を目指す指針であって，当該事案について後方視的に行為の是非を論ずるべきではなく，民事責任や刑事責任に影響を与えるべきものではない．

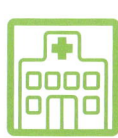

3 重大有害事象発生時の初期対応

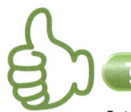 **すべきこと**

【患者への応急処置と対応】

- 重大有害事象を発見した医療者は，あらかじめ決められた患者急変時の応援体制のルールに則り，患者の安全の確保と救急医療措置を講ずる
- 重大有害事象を発見した医療者は，救急医療措置を講じながら，患者家族，関係する上席医師，病棟管理者および院内で予め決められた連絡網を使って速やかに連絡する
- 医療安全管理者は，医師，看護師の診療内容はもとより，事故発生2～3時間前からの出来事を経時的に整理することを指示する
- 医療安全管理者は，事故に関連した物品などを保全する
- 医療安全管理者は医療側当事者ないし当該部署の管理者と共に，経過の概要報告書を作成する

【患者・家族への配慮】

- 当該医師とその上席者は，事故の状況，患者の容体と現在行っている処置，今後の見通し等，その時点で判明している事実について患者・家族に誠意をもって説明し，信頼関係の維持に努める
- 患者・家族の不安を軽減するため，看護師等が積極的に対応するが，院外の相談先を希望された場合には，各都道府県の医療安全支援センターの連絡窓口を紹介する

【医療側当事者への配慮】

- 上席医師や病棟責任者は，事故が起きた場面より医療側当事者を外し，業務調整を行い，仕事を休ませ，精神的なケアを行う医師およびリエゾン看護師による支援を行う

【組織としての対応】

- 当該事故の上席者や看護管理者は病院等の管理者（以下，病院長）および医療安全管理部門の責任者に報告する
- 必要であれば，より高度な病院等への搬送について検討する
- 医療安全管理者は緊急対応会議の準備を行う

 **してはならないこと**

- 診療録，看護記録には，事実のみを記載し，推測による記載をしてはならない
- 医療側当事者に対して，責めるような態度や言葉遣いをしてはならない

- ⊗ 医療関係者は，医療者側当事者の信頼を損なうような言動（噂ばなしなど）をしてはならない
- ⊗ 有害事象との関連が疑われる器具，薬剤，衛生材料などは破棄しない

日頃から備えておくべきこと

- ○ 病院として患者サポート体制を充実させるために，患者・家族の不安の軽減を図り，患者家族との対話を促進するために，医療対話推進者等を配置する

日頃の医療安全に対する取り組み

　有害事象の患者への影響度に応じた事案の取り扱いについて，マニュアルを作成し，入職時オリエンテーションで教育をすると同時に，日頃から全職員に十分な教育を行う．

　日常，ヒヤリハット事象が発生する度に，有害事象を防ぐ対策を立て（Plan），実行してみて（Do），再評価し（Check），その度に対策を修正する（Action）．このようにして（PDCA），常に病院の医療安全態勢の質的改善を評価していく．

　医療行為は不確定要素が大きく，ときところを選ばず有害事象が発生する可能性がある．そこで全ての職員は，「医療は危険と隣り合わせ」という共通認識をもち業務にあたる必要がある．また，日常の場面が職員の教育の場面であることを考慮し，事故発生時には「隠さない，ごまかさない，逃げない」を管理者，指導者が自ら実践していくことが，職員の倫理教育となる*．有害事象の発生は，医療者個人の問題ではなく組織の管理体制の不備を表している．医療者個人のエラーを防ぐための組織としての環境づくりを普段から進めることが組織管理者の義務である．

　とくに，日々進歩する医療機器，医薬品についての研修は，職員が必ず受講できるようにする．そのために，業務に影響を与えないよう時間を短くして研修を企画

---

*名古屋大学附属病院で起きた腹腔鏡下手術事故に際して当時の二村雄次病院長は，医療事故情報センターを設立するなど患者側に立って活躍する愛知学院大学教授の加藤良夫弁護士を事故調査委員会のメンバーに選んだ．事故調査に関する記者会見の場で，大島伸一副院長は「何十年も先進的に患者救済に取り組んできた加藤弁護士に加わってもらうことで，中途半端でなく，徹底的に真相解明に取り組む姿勢を理解してもらえると思う」と話し，「隠さない，ごまかさない，逃げない」という言葉で病院の姿勢を明確にした．なお，同事故調査委員長の上田裕一医師は，本書の先駆けとなる「医療事故調査の手引き」（医歯薬出版，2009）を監修した．

したり，動画にして配信する等の工夫をする．また有害事象が発生しやすい環境や状況を解消するために，無駄な物をなくし，衛生材料，薬物，機器・器具などの配置，物品の識別の文字，色，見やすさを作業効率，清潔の観点から見直す．物品の定数を決め，定数管理し，その結果を記録する．このように普段からヒューマンエラーの起きにくい環境づくりに努める．

事故を防ぐ環境づくり・安全教育は，どんなもの？

有害事象に関する教育には，①有害事象発生防止策，②有害事象発生時の対応，③事故発生時の報告システム，④分析と改善評価がある．これは，全職員が周知すべきもので医療安全の指針や手順書として，各部署・部門に配布する他，院内職員が携帯できる手引きを作製することも推奨される．また事故が発生した場合に報告する部署・部門を定め，働いているスタッフの眼につきやすいところに掲示する．

とくに，有害事象発生時に心肺蘇生法が必要な時の備えとして，急変時の緊急呼び出しシステムを整備し，ルール化し，救急物品は常に使用できる状態にしておく．その他，院内で発生する心肺停止や急変の第一発見者となり得る医療者に，病院として心肺蘇生法の知識と技術を身に着けるための訓練をする．心肺蘇生法が正しく行えないと，助かるはずの患者の命も守れなくなるため，最新の心肺蘇生ガイドライン**の講習会を企画する．これらの教育を病院独自で行えない場合には，グループ病院での集合教育や地域の基幹病院や医師会，看護協会の教育訓練に参加させる．

有害事象発生防止のためには，医療者だけではなく，患者・家族とも連携を図っていくことが重要である．そのため，入院時配布する「入院のご案内」などのパンフレットの中に，病院で行っている有害事象防止策や，患者家族に守って欲しいルールなどを掲載し，有害事象を防ぐことを共有する．

院内報告システムをどうつくる？

有害事象が発生した際の報告システムは，どのような事象が起こっているのか，起きた要因はどんなことか，対応策，患者の健康被害を最小限にしているかなどを含め，その都度分析し，改善策を立て，病院の質を向上させるものである．

報告する事象は，薬剤・輸血の副作用，合併症，誤薬，転倒・転落，患者誤認，ドレーン管理，医療機器関連，退院後24時間以内の再入院，術後24時間以内の再

**心肺蘇生ガイドラインには，ACLS（米国心臓協会），ICLS（日本救急医学会）などのガイドラインがあるが，医療機関内で定期的に最新のガイドラインにもとづく研修を行うべきである．

手術など多種にわたる．有害事象発生後の院内の報告なくしては，組織の改善や質の向上が図れないので，多職種で検討しあう委員会活動やワーキンググループの活動，各部署部門のリスクマネジャーやセーフティーマネジャー等の活動を，医療安全管理部とともに推進していく．

さらに有害事象の報告をしやすくするために，病院として報告を求める事象を定め，報告者の匿名が可能で，時間がかからないフォーマットの工夫と，報告によって患者，当時者のプライバシーが侵害されることがないように特別の注意を払う．早急に改善策が必要な事象と，時間をかけ適切な対策を講じてよい事象を分けて教育し実践する．このことにより，仲間意識や上下関係から報告をためらうことが起きないような，風通しのよい環境をつくる．

重大有害事象が発生したらまず，何をする？

重大有害事象が発生した現場で，まずするべきことは何か？　初期対応で特に重要なことは，①患者の安全の確保と治療，②院内連絡と報告　③患者・家族への事故の説明（医療者としての素直な気持ちの表明），④初期対応時記録・物品の保管，⑤緊急対応会議の準備，⑥医療側当事者のケアである．

①患者の安全の確保と治療

重大有害事象の発生はベッドの上だけとは限らず，トイレや廊下など様々な場所で起きる可能性があり，第一発見者は，院内ルールに則り，他の職員を呼ぶ．集まった職員は患者の救命を行いながら，患者を治療に最適な場所に移動し，手術室，救命救急部門や集中治療部門，その他関係する専門部門の協力を得て最善の治療を行う．医療者は患者の反応を観察し，言葉をかけ，チームでそれぞれの役割を確認し合い，業務にあたる．院内での対応が困難であれば，地域の三次救急の施設への搬送を検討する．

②院内連絡と報告

医療側当事者や第一発見者は，何が起こったのか，発生状況と患者の状態などを主治医や所属長に報告する．

報告を受けた主治医や所属長は，直ちに事象発生現場または治療を受けている現場に赴き，応援要請が必要か，医療側当事者へのサポート状況，スタッフの業務割り当ての変更の必要性の有無，当該科の上席者との連絡を行いながら，患者の状態が，患者影響度分類（表1）のレベル4以上や，致死的な状態もしくは今後重大な結果が予測される場合は，医療安全管理者，病院等の管理者（以下，病院長）に報

表1　有害事象の患者影響度分類

レベル	基　準
5	死亡（原疾患の自然経過によるものを除く）
4b	永続的な傷害や後遺症が残り，有意な機能障害や美容上の問題を伴う
4a	永続的な傷害や後遺症が残ったが，有意な機能障害や美容上の問題は伴わない
3b	濃厚な処置や治療を要した（バイタルサインの高度変化，人工呼吸器の装着，手術，入院日数の延長，外来患者の入院，骨折等）
3a	簡単な処置や治療を要した（消毒，湿布，皮膚の縫合，鎮痛剤の投与等）
2	処置や治療は行わなかった（患者観察の強化，バイタルサインの軽度変化，安全確認のための検査等の必要性は生じた）
1	患者への実害はなかった（何らかの影響を与えた可能性は否定できない）
0	エラーや医薬品・医療用具の不具合が見られたが，患者には実施されなかった

告する．病院長は報告に基づき，関係部署に緊急対応会議の開催を指示する．

③患者・家族への説明と医療者としての率直な気持ちの表明（**12章**参照）

　　最善の治療と並行して速やかに，主治医とその上席者は，患者・家族に対して重大有害事象が起きたことに対する説明と医療者としての率直な気持ちを表明することが大切である．事故が発生した場合，それが法的に過失になるか，因果関係があるかといった問題以前に，不慮の被害に遭った被害者に向き合って，共感し，医療者としての率直な気持ちを述べることは，自然な姿である．

　　患者・家族への説明は，医療機関として，誰がどのような説明をしたかについて共有するために，記録する．また，患者・家族への説明は，複数であたるよう心懸ける．

　　説明に際しては，患者・家族が困惑や苦悩のなかにあることを十分に理解し，気持ちを乱すような言葉づかいや態度は慎み，説明する環境等にも細心の注意を払う．患者の状態と行っている処置，今後の見通し等その時点で分かっている事実について説明する．不明な点や家族からの疑義については，即座に断定せずに，調査を行ったうえで説明することを約束する．治療経過等については，患者・家族の心情を考慮し，複数回にわたってきめ細かく説明していく．

　　明らかに間違いがあった場合に病院として謝罪することは，事故に関係した医療者と患者・家族のコンフリクトを軽減させるだけではなく，病院と医療側当事者とのコンフリクトを軽減させることにもつながる．

④初期対応時記録・物品の保全

　医療安全管理者は，想定外の重大な有害事象が生じた場合，「初期対応時物品チェックシート」（図1）を参考に，後日の検証に必要な記録物等の保全を行う．診療録やその他の記録（術中のビデオ録画など）だけではなく，有害事象に関連した薬剤，衛生材料，器具等を保管する．薬品名，形態，製造元，ロット番号，使用期限等も把握する．病室など有害事象にかかわる場所の写真やビデオを記録しておくと，後に役立つことが多い．これらの保全は，正確な調査のために必要なだけではなく，誤解（コンフリクトが生じたときには証拠隠滅が疑われる）を防ぐ点でも重要である．

　診療録や看護記録の記載にあたっては，記載した医師，看護師の氏名・日時を明確にし，事故発生の2〜3時間前から経過が分かるように経時記録にまとめ，仔細な患者の状態と，だれがどのような行為を行ったか，その時の患者の主観的・客観的情報，医師の説明した内容と患者・家族の反応を記録する．

⑤緊急対応会議開催の準備

　医療安全管理者は，これらの記録を元に緊急対応会議の開催までに管理者（病院長）の協力を得て，有害事象にかかわる医療側当事者などのヒアリングを行い，経過の概要について報告書を整理する．この概要報告書は，あくまでも緊急対応会議において院内事故調査委員会を始めるか否かを決定するための資料で，有害事象にかかわる責任者を特定したり，その医療従事者の不注意や不手際を指摘するものではないことに留意すべきである．

⑥医療側当事者のケア（13章参照）

　病院管理者は，重大有害事象が個人の問題ではなく病院の問題であり，病院として対応することを明言する．医療側当事者は，事故直後は精神的に不安定になることが珍しくない．その場合は，心理的な大きなダメージに配慮し，業務を減らし，必要に応じて短期間の休暇を与える．また状況に応じてリエゾン看護師または精神的なケアを行う医師の支援を受け，どのようなサポートを望んでいるかを明らかにし，組織が当事者の置かれている状況を理解していると感じられるような支援を長期的に行い，当事者の立ち直りをサポートする．そのためにも事故の根本原因を明らかにし，起こった事故を客観的に理解ができるようにすることが重要である．

3

初期対応時物品チェックシート

　　　　　　　　　　　　　年　　　月　　　日
　　　　　　　　　部署　　　　　　　　記録者

物品保管期間：　　年　　月　　日　から　　年　　月　　日まで
物品保管場所：

1. 診療記録の保全
    - ☐ 外来診療録　　☐ 入院診療録　　☐ 看護記録
    - ☐ 温度板　　　　☐ 経過表
    - ☐ 事故にかかわる場所を撮影した写真（ある場合にはビデオ録画）

2. その他の診療記録の有無確認
    - ☐ 記憶可能なモニター類の有無確認　　☐ プリントアウト・データ保存
    - ☐ 検査データの有無　　　　　　　　☐ 検査データの保存
    - ☐ 手術録画等の有無

3. 画像情報
    - ☐ X線フィルム単純（部位　　　　　　　　　　　　　　　　）
    - ☐ CT　　　　　　　　☐ MRI
    - ☐ 血管造影画像の有無　☐ エコー画像の有無
    - ☐ その他（　　　　　　　　　　　　　　　　　　　　）

4. 事故に関連した使用医療材料・機器の保管
    - ☐ 点滴ライン　　☐ シリンジ　　☐ 使用後のアンプルやバイアル
    - ☐ その他（　　　　　　　　　　　　　　　　　　　　）

5. 事故に関連した使用薬剤の保管
    - ☐ 薬剤名

6. 事故に関連した検体（検体の状態によって保管場所を考慮すること）
    検体の種類
    - ☐ 血液　☐ 尿　☐ 便　☐ 細胞　☐ 臓器（　　　　　　　）
    - ☐ その他（　　　　　　　　　　　　　　　　　　　　　）

7. その他

図1　初期対応時物品チェックシート

4 緊急対応会議

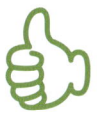 **すべきこと**

病院等の管理者（以下，病院長）は…

- ✓ （医療法に定める）医療事故が疑われる死亡が発生した場合には，緊急対応会議を開催し，医療事故調査を始めるか否か，組織として判断する
- ✓ 患者・家族から事故調査の申し出がある場合には，緊急対応会議の開催を検討する
- ✓ 緊急対応会議に参加する職名をあらかじめ医療事故対応マニュアル等で明文化しておく
- ✓ 医療事故調査・支援センターに報告すべき医療事故で，適切に院内事故調査が行えない場合には，医療事故調査・支援センターに調査（センター調査）を依頼する

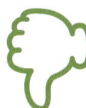 **してはならないこと**

- ✗ 緊急対応会議を病院幹部のみで構成してはならない

 **望ましいこと**

- ○ 重大な有害事象が発生した場合には，過失の有無にかかわらず可及的速やかに緊急対応会議を招集する
- ○ 緊急対応会議の議長は，病院長よりも医療安全管理部門の責任者である（あるいは，それに相当する職位の）医師が務めることが望ましい

4 緊急対応会議は，どんなとき，招集する？

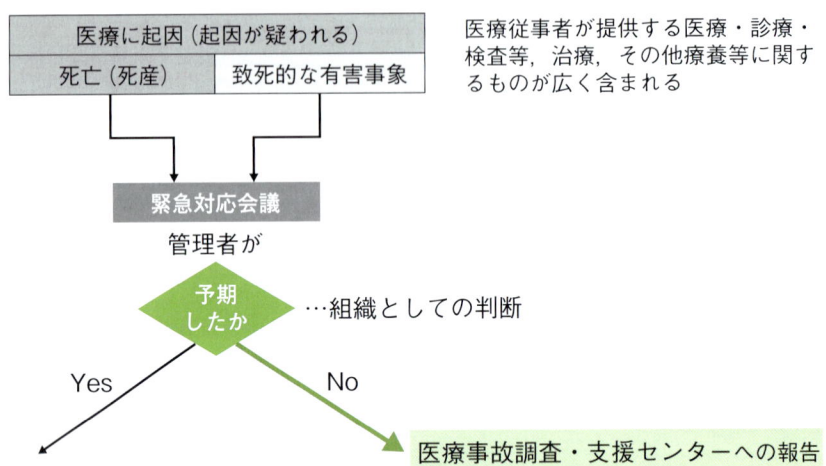

① 重大な有害事象

重大な有害事象が発生した場合，医療側当事者は，直ちに病院長と医療安全管理部門の責任者へ報告する．病院長は緊急対応会議を招集する．何をもって重大と考えるかは病院等が独自に判断するべきである．たとえば，「特定機能病院の医療機能評価機構に対する医療事故報告の範囲及び方法」（巻末資料2参照）などを参考に，あらかじめ定義しておくことが望ましいが，状況に応じて病院長が判断し招集してもよい．とくに予期せぬ死亡事例については，医療法にも定められているので，緊急対応会議を招集することが強く推奨される．

有害事象の発生時には，その後の経過をみないと後遺症の程度が明らかにならないことも多い．そのため，明らかな機能障害を伴わない場合でも，発生時にそのことが確実でなければ，将来機能障害が明らかになる可能性を考慮し，緊急対応会議の開催を開くことが望ましい．開催の判断を迷った場合には，広く調査対象とすることが，再発防止策を講ずる上で重要であり，病院の安全文化を醸成することにつながるので，緊急対応会議を開催することが望ましい．

② 医療に起因し，または起因すると疑われる死亡

医療法（6条の10）は，医療従事者が提供した医療に起因し，または起因すると疑われる死亡または死産が発生した場合には「予期しなかったものか」を組織として判断することを求めている．「医療に起因し，または起因すると疑われる」とは，医療従事者が提供する医療・診療・検査等，治療，その他療養等に関するものが広

医療に起因し，または起因すると疑われる死亡（または死産）	管理者が医療に起因し，または起因すると疑われるものと判断した場合	「医療に起因し，または起因すると疑われる」ものに含まれない死亡
診察 　徴候，症状に関連するもの **検査等**（経過観察を含む） 　検体検査に関連するもの 　生体検査に関連するもの 　診断穿刺・検体採取に関連するもの 　画像検査に関連するもの **治療**（経過観察を含む） 　投薬・注射（輸血含む）に関連するもの 　リハビリテーションに関連するもの 　処置に関連するもの 　手術（分娩含む）に関連するもの 　麻酔に関連するもの 　放射線治療に関連するもの 　医療機器の使用に関連するもの	**その他** 　療養に関連するもの 　転倒・転落に関連するもの 　誤嚥に関連するもの 　患者の隔離・身体的拘束／身体抑制に関連するもの	**施設管理** 　火災等に関連するもの 　地震や落雷等，天災によるもの 　その他 **併発症** 提供した医療に関連のない，偶発的に生じた疾患 　原病の進行 　自殺（本人の意図によるもの） 　その他　殺人・傷害致死等

く含まれる．すなわち，このような事態が疑われる場合には，医療従事者は，直ちに上司，医療安全管理者，病院長に報告し，病院長は，緊急対応会議を招集しなければならない．

＜注＞不作為による死亡

調査・報告対象を「医療に起因し，または起因すると疑われる」死亡としているが，期待した医療行為あるいは適切な医療行為が行われなかった場合，すなわち不作為による死亡も「医療に起因すると疑われる」死亡と解釈される（省令案に対する意見募集の結果について：平成27年5月8日）．このため当該医療事故に関わった医療従事者等から十分事情を聴取した上で，病院長が組織として判断する．

死亡事例においては，「死体の外表を検案し，異状を認めた場合に」，検案し異状を認めた個々の医師に所轄警察署への届出が求められる（医師法21条異状死届出義務にかかわる最高裁判例）．しかし，組織として責任ある対応を取るためにも，行政等への届出について判断できるよう緊急対応会議を速やかに開催することが求められる．また，患者家族から事実関係の調査を求められた場合には，たとえ調査の対象とならない事故だと思われても，緊急対応会議の招集を検討する．

③「管理者」*が予期しなかった死亡

「管理者」が「予期しなかった」とは，次の3つのいずれにも該当しない場合である．
(1)「管理者」が，当該医療の提供前に医療従事者により，当該患者に対して，

---

*法6条の10の「管理者」は，本書の病院長に等しい．

4

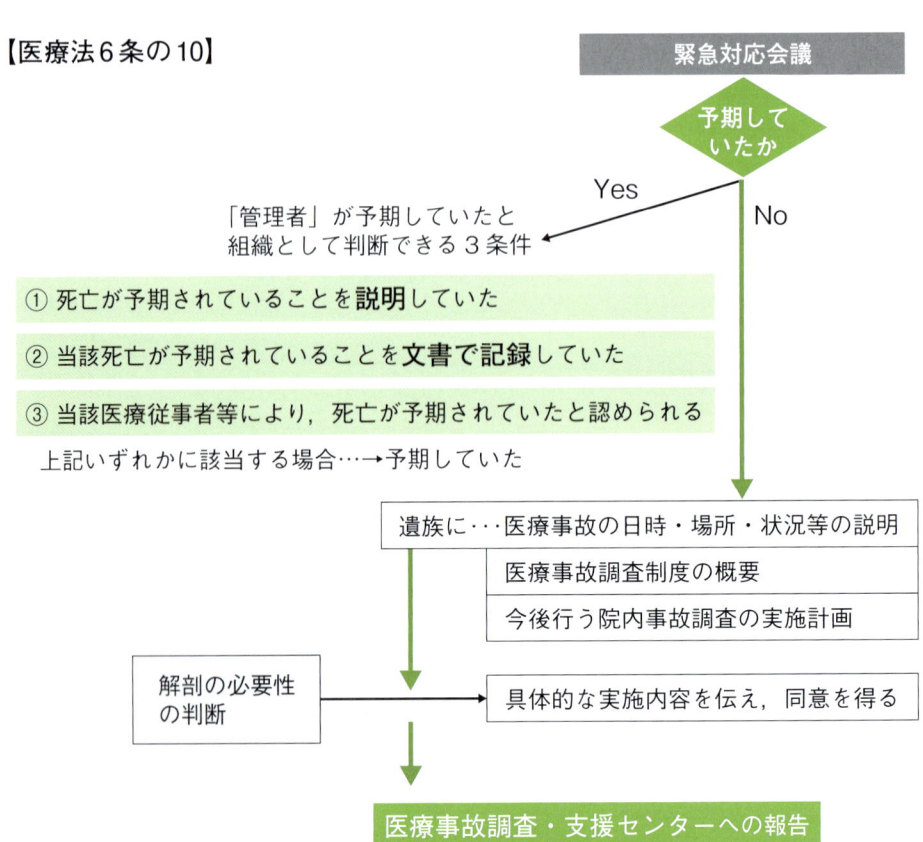

当該死亡が予期されていることを説明していたと認めたもの.

(2)「管理者」が,当該医療の提供前に医療従事者により,当該死亡が予期されていることを文書で記録していたと認めたもの.

(3)「管理者」が,当該医療を提供した医療従事者等からの事情の聴取及び医療の安全管理のための委員会を開催した場合は,その意見も聴取した上で,当該医療の提供の前に,死亡が予期されていたと認めたもの.

なお,「管理者」が「予期しない」というのは,組織としての判断を言うのであって,管理者が単独で判断してはならない.判断に当たっては,当該医療事故に係った医療従事者から十分事情を聴取したうえで,客観的に判断を行うためにチェックシート(☞31〜32ページ)を用いることが推奨される.

その上で報告を要すると判断した時には,医療事故調査・支援センターに遅滞なく定められた方法(別紙「報告書」あるいは医療事故調査・支援センターのホームページ)により,医療事故の日時・場所・医療事故の状況等を報告する.なお,ここで言う「遅滞なく」とは,正当な理由なく漫然と遅延することは認められないということであり,できるだけ速やかに報告することが求められるとされている.

緊急対応会議は，だれが，どのように，招集するか？

　緊急対応会議の参加者（構成メンバー）については，病院の医療事故対応マニュアル等で事前に定めておく．病院長，副院長，看護部長などの病院幹部だけでなく，当該事故に関連する複数の診療科・部門，職種の職員にも参加を求め，公正さを担保する．とくに，当該診療科と同様の疾患を扱う診療科（たとえば消化器外科に対して消化器内科）の視点は重要なので，参加者に加えるべきである．

緊急対応会議で，何を協議し，決定するか？

　医療事故に関する客観的情報を共有した後，以下の協議を行う．
① 患者・家族に対応する者を決める
② 医療事故調査・支援センターへの報告の要否
③ 院内調査委員会を設置するか否か
④ 警察を含む行政への報告の要否
⑤ 病理解剖または死亡時画像診断の実施
⑥ 公表の要否

　医療事故調査・支援センターへの報告すべき事案だと判断したにもかかわらず，院内調査委員会が設置できない場合には，センターに調査を依頼する（センター調査）．

①患者・家族への対応者と報告の有無
　病院として一貫した対応ができるように，対応担当者を決める（**11章**参照）．
　②で述べるように，管理者が，医療事故として医療事故調査・支援センターに報告する前に，遺族に対し，医療事故発生の日時・場所・状況等を説明する．説明に際しては，医療事故調査制度の概要，今後行う院内事故調査の実施計画，病理解剖（または死亡時画像診断）の必要な場合は具体的な実施内容，血液等の検体保存が必要な場合の説明をし，その準備をする．なお，遺族への説明等の手続きは，遺族側の代表者を決めてもらうことができれば，その代表者に対して行うことが望ましい．

②医療事故調査・支援センターへの報告の要否
　医療事故が疑われる死亡（緊急対応会議招集の項参照）が発生した場合には，医療事故調査・支援センターへの報告の要否を組織として判断する．報告を決めた場合には，速やかに報告書（**参考書式**）を送る．報告の要否を独自に判断できない場

合には，医療事故調査・支援センターまたは支援団体に相談することもできる．

　医療事故調査・支援センターに報告された事案については，当該病院等および遺族は，医療事故調査・支援センターに調査を依頼することができる（センター調査）．このセンター調査は，院内事故調査を行わない場合だけでなく，院内事故調査と並行して，あるいは院内事故調査終了後に改めて行うことができる．センター調査には，一定の費用負担が求められる．

③院内調査委員会を設置するか否か
　医療事故調査・支援センターに事故を報告した時には，院内事故調査を行うか，あるいは医療事故調査・支援センターに調査を依頼する．

④警察を含む行政への報告の要否
　予期せぬ死亡に際して，現行の医師法 21 条は，死体を検案し，医師が「体表に異状を認めた場合」，警察署に届け出ることを求めている．その点に配慮し，検案をしてから 24 時間以内に結論が出せるように緊急対応会議を開催する．また，病理解剖を含む一連の調査の過程で，異状が明らかになった場合には，その時点で警察署への届出を行う．
　その他行政機関への届出は，医療法 25 条 1 項との関係で，特定機能病院については，厚生労働省地方厚生局へ，その他の病院については保健所へ届け出る．なお，特定機能病院，大学病院本院，国立病院機構等については，医療法施行規則 12 条に基づき，発生日から 2 週間以内に，財団法人日本医療機能評価機構へ届け出る必要がある．その他，厚生労働省への任意の情報提供を行うことがある．

⑤病理解剖および死亡時画像診断
　医療事故による死亡として医療事故調査・支援センターに報告することが決まった場合には，病理解剖または死亡時画像診断（Ai）が必要か否かを協議する．病理解剖が必要な場合には，遺族に対しその説明を行う．医療事故調査・支援センターに報告しない場合でも，遺族の承諾が得られれば，病理解剖を行う．病理解剖の承諾に遺族の理解が得られない場合には，支援団体に解剖への立会を求めることができる．遺族に対しては病理解剖をしない場合の不利益について十分に説明を行う．しかし，人的・施設的制約により，病理解剖が困難な場合には，他施設に搬送して病理解剖を行うか，あるいは死亡時画像診断等の代替手段を用いることを検討する．
　なお病理解剖の結果，死体に犯罪と関係のある異状が認められた場合には，死体解剖保存法第 11 条により，解剖した者は二十四時間以内に解剖をした地の警察署長に届け出なければならないと規定されている．

⑥公表の有無

社会的影響が大きい場合，被害の拡大やそのおそれがある場合には，患者・家族の了承を得て，早期に公表する．これは，他の病院等で同様の重大事象の発生を防止するために重要である（**巻末資料2**参照）．

> **遺族が司法解剖を求めたら？**
>
> **＜医療安全担当者は，そのとき＞**
> 病院はもう信用できません．警察に公正な真相の究明をしてもらいます．
>
> **＜どうする？＞**
> 「司法解剖は，犯罪捜査を目的にしたもので，原因究明にはつながりません．ご遺族にも，結果の報告はありません．外部の専門家の参加を求めて，公正中立な原因究明に努めるのが，医療事故調査です．ご理解ください．」

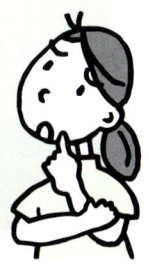

医師法21条にもとづく届出

「医師法21条にいう死体の『検案』とは，医師が死因等を判定するために死体の外表を検査することをいい，当該死体が自己の診療していた患者のものであるか否かを問わないと解するのが相当であり」（最高裁判例平成16年4月13日）との判示があり，死体の体表に異状を認めない死体について警察署に届け出てきたが，これは医師法21条とは別に，医療界で慣行的に行ってきたことである．

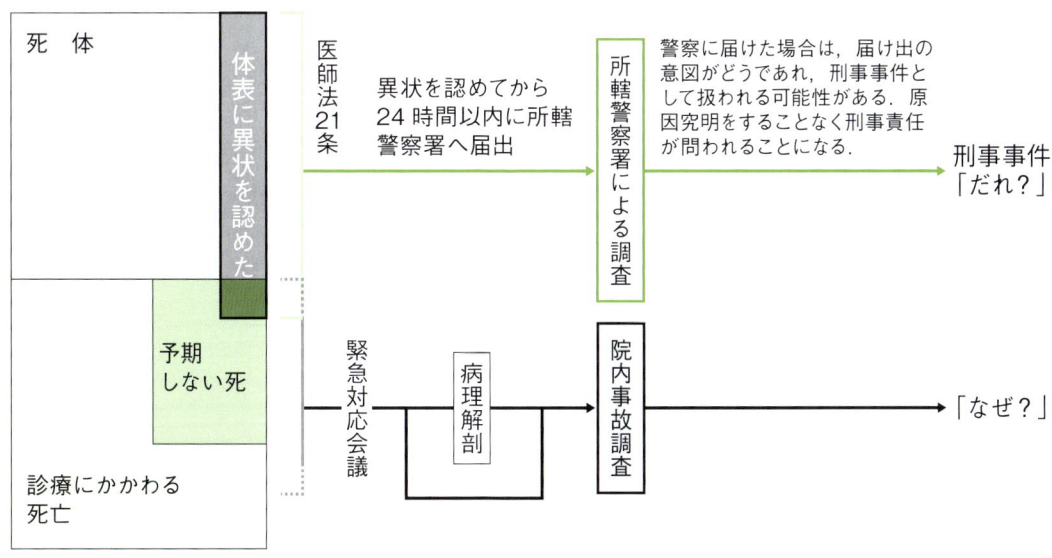

4

> **コラム 2** 体表に異状がなければ医師法 21 条による届出は不要？

＜医療安全担当者は，そのとき＞

「重大な過誤があったことが分かっていても，検案して体表に異状がなければ，医師法 21 条の異状死届出義務には当たらないから，警察に届ける必要はないんじゃない？」と病院長から言われた．

＜どうする？＞

「体表に異状を認めなければ，医師法 21 条に基づく届出の必要はありませんよ．」

「きちんと医療事故調査・支援センターに報告し，院内事故調査委員会で原因を究明しましょう．」

参考文献（神谷惠子：医師法 21 条の届出を巡る問題とその解決指針―事故調査委員会との関係を踏まえて．生存科学 25：121-148, 2014）

＜ケーススタディ＞　管理者が「予期しなかった」患者の死亡

　この医療事故調査制度の対象となる要件のひとつは「当該管理者が当該死または死産を予期しなかったもの」である．「予期しなかったもの」についての考え方は，以下のいずれにも該当しないものとなる見込みである．

　①「管理者」が，当該医療の提供前に，医療従事者等により，当該患者等に対して，当該死亡または死産が予期されていることを「説明」していたと認めたもの

　②「管理者」が，当該医療の提供前に，医療従事者等により，当該死亡または死産が予期されていることを診療録その他の文書等に「記録」していたと認めたもの

　③「管理者」が，当該医療の提供に係る医療従事者等からの事情の聴取，および医療の安全管理のための委員会（開催している場合）からの意見の聴取を行った上で，当該医療の提供前に，当該医療の提供に係る医療従事者等により，当該死亡または死産が予期されていると認めたもの

　ここでは，①も②もない場合を想定して，管理者がどのように判断するべきかを考えてみよう．

【事例 1】：感冒のために受診した 80 歳男性が，病院のエスカレーターで転倒し，頭部に受傷した．2 時間後，急性硬膜下血腫のために死亡した．
考察：これは病院内の事故であるが，「医療に起因」する死亡ではないため，本制度における医療事故には該当しないと考えられる．体表に異状を認めた場合には，医師法 21 条による届出の対象となる．

【事例2】：65歳男性が肺癌のため化学療法と放射線治療を受けたところ，急性肺障害を発症し，死亡した．行った治療はガイドラインに則ったものであり，合併症対策も適切に行っていた．

考察：肺癌に対する化学療法と放射線治療の合併症として急性肺障害が発生しうることはよく知られており，本症例は「医療に起因」して死亡したと考えられる．肺癌に対する初回化学療法においては，治療に関連した死亡が，癌専門病院であってもおよそ2～4%の確率で発生する．したがって，本事例の死亡は「予期しなかったもの」とはいえないだろう．つまり，この事例は本制度における医療事故には該当しないと考えられるが，このような事例であっても，診療科のカンファレンスや臨床病理カンファレンス（CPC）などにおいて診療経過を振り返り，医療の質の向上に資することが重要である．
(http://www.mhlw.go.jp/stf/shingi/2r9852000001t0ol-att/2r9852000001t0tg.pdf)

【事例3】：65歳男性が肺癌のため化学療法と放射線治療を受けたところ，急性肺障害を発症し，死亡した．処方箋の誤記のため抗癌剤が通常の3倍量投与されていた．

考察：「医療に起因」して死亡したと考えられることと，治療の合併症で死亡しうることは予期されたことである点は事例2と共通しており，一見すると事例2と同様に「予期しなかったもの」に該当しないようにも思われるが，行われた医療は明らかに不適切なものである．

「医療の安全を確保するために，医療事故の再発防止を行うこと」という医療事故調査制度の目的に照らせば，処方箋誤記と死亡の関連が疑われる事例3は，届出の対象にするべきであろう．理論的にも，「3倍量の抗癌剤が投与されることにより死亡すること」は予期されていなかったといえるため，事例2と異なり「予期しなかったもの」に該当するとの解釈が可能であるように思われる．

【事例4】：65歳男性が肺癌のため化学療法と放射線治療を受けたところ，急性肺障害を発症し，死亡した．行った治療はガイドラインに則ったものであり，合併症対策も適切に行っていた．しかし治療の合併症について事前に十分な説明がなされておらず，遺族は患者の死亡に納得していない．

考察：医学的な経過は事例2と同一であるが，この事例ではインフォームドコンセントが不十分であったことから，遺族が納得していないため，本事例は紛争となる可能性がある．しかし，紛争になるかどうかと，本制度における報告の対象とすることは，切り離して議論する必要がある．すなわち，本事例はあくまでも「医療に起因」した死亡であって，「予期しなかったもの」とはいえないため，医療事故調査制度における報告の対象にはならないと考えられる．

【事例 5】：胸部異常陰影のために気管支鏡検査を受けた 50 歳男性が，経気管支的肺生検（TBLB）直後に大量出血を起こし死亡した．検査の説明同意文書には，まれではあるが合併症として死亡もありうることが明記されていた．
考察：本事例は気管支鏡検査という「医療に起因」して死亡したことは明白であるが，死亡を「予期しなかったもの」と考えるかどうかは意見が分かれるかもしれない．本事例では，検査の説明同意文書にまれではあるが合併症として死亡もあり得る旨が記載されていたことから，病院等の管理者にとっては「予期しなかったもの」とはいえないため，届出の必要はない．しかしながら，筆者は，たんに説明同意文書に記載してあったからといって，予期していたものとして報告の対象から外すことに違和感を覚える．気管支鏡検査の合併症として 0.012％の頻度で死亡例が発生するという報告（日本呼吸器内視鏡学会ホームページ：気管支鏡による検査，治療について　Q&A）があるが，このような，日常診療においては通常発生しない頻度の死亡については，「予期しなかったもの」として扱うことが妥当であると考える．ただし，どの程度の頻度を「予期しなかったもの」として扱うべきなのかは，医療機関によってばらつきが生じるかもしれない．

【事例 6】：血液型が O 型の 70 歳男性に，隣りのベッドの患者に輸血するはずであった AB 型の濃厚赤血球を誤って輸血し，死亡した．
考察：輸血という「医療に起因」して死亡したことは明らかであり，別の患者と取り違えて異型輸血を行うという単純ミスを病院等の管理者が予期していたとはいえないことから，報告の対象となると考えられる．
単純ミスには，わざわざ再発防止のための原因究明をするだけの価値がないという意見がある．しかし単純ミスこそ，その背景にある原因を究明しシステムを改善することによって，再発防止が可能であることは，塩化カリウム製剤の改良やヘパリン生食製剤の開発などによってわが国の医療界が経験してきたことではないだろうか．

【事例 7】：50 歳女性が手術不能の進行肺癌と診断され，化学療法を受けたが肺癌のために死亡した．2 年前に他の施設の健康診断で胸部 X 線が撮影されており，肺癌の陰影が見落とされていた．2 年前の健康診断のときに診断されていれば手術が受けられ，根治した可能性があった．
考察：肺癌は臨床病期 I であっても必ずしも治癒が望めるとは限らないため，2 年前のレントゲンの見落としという「医療に起因」して死亡したことが明白とはいえない．しかし，医療に「起因すると疑われる死亡」であるとはいえるかもしれない．しかし，レントゲンの見落としが発生したのは他施設であるから，肺癌の診療を行っていた病院等に届出の義務は発生しないと考えられる．胸部 X 線の見落としがあった施設において医療事故として届け出る必要があるだろう．

【事例8】：肝臓の手術の経験がまったくない医師が，特段の指導もなく肝癌と診断された60歳男性の肝癌切除術を行い，術中の出血のため患者が死亡した．

考察：わが国における肝癌切除術の手術死亡は2.6％と報告されていることから，肝癌切除術後の死亡は「予期しなかったもの」とはいえないだろう．つまり，この事例は本制度における医療事故には該当しないと考えられる．しかし，肝臓の手術の未経験者に単独で肝切除術をせしめたことは病院の管理体制の不備であるというそしりを免れないと思われ，損害賠償責任が発生する可能性がある．

(*J Gastoenterol* 47：1125-1133, 2012)

【事例9】：大腿骨頸部骨折で入院した90歳男性．入院前，普通の食事を自力で摂食していた．入院時の嚥下アセスメントでは特に問題はなかった．夕食後下膳に訪れた看護師が，患者が心肺停止状態であるのを発見した．食事のトレーには吐瀉物があり，窒息死であった．

考察：嚥下に問題のない患者に食事を提供することは「医療」ではないから，「医療に起因」という本制度の要件をみたさない．したがって，この事例は本制度の対象外と考えることができる．その場合，窒息は外因死であるので，医師法21条における異状死として所轄の警察署へ届け出る義務があるとも考えられる．

もし本事例が，パーキンソン病などで嚥下障害を有する患者に対し，嚥下機能に応じた食事療法を行っていた場合は，「医療」を提供したということもできるから，その場合には本制度の対象となりうるであろう．

【事例10】：エコー上肝血管腫と考えられた50歳男性に，診療報酬上の利益を得る目的で，肝臓癌であると虚偽の説明を行い，肝部分切除を行った後，肝不全で死亡した．

考察：不正に診療報酬を得ようと行った，本来は不必要な手術に起因した死亡である．外形的には「手術」という医療行為であっても，目的が医療ではない以上たんなる傷害行為であり，医療事故調査というよりも刑事捜査の対象となるべき事例と考えられる．

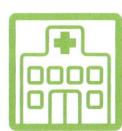

＜報告書 参考書式＞

（別紙）

　　　　　　　　　　　　　　　報　告　書

　　　　　　　　　　　　　　　　　　　　　　　　　　平成〇〇年〇月〇日

医療事故調査・支援センター御中

　　　　　　　　　　　　　　　　　　　　　　　〇〇病院　管理者〇〇〇〇

医療事故の発生につき下記の通り医療法6条の10に基づきご報告いたします．

　　　　　　　　　　　　　　　　　記

1　医療事故の発生の日時・場所・診療科名

2　医療事故の状況
　　・疾患名・臨床経過等

　　・報告時点で把握している範囲
　　（調査により変更があることは当然の前提であり現段階で不明な事項については不明と記載し想像での記載はしない．）

3　当該医療機関の情報
　　・連絡先
　　・医療機関名
　　・所在地
　　・管理者の氏名

4　患者情報
　　・患者の性別
　　・患者の年齢等

5　調査計画と今後の予定

6　その他（管理者が必要と認めた情報）

5 院内事故調査委員会設置基準

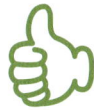
すべきこと
- 緊急対応会議では，当該部署の責任者ないしは医療側当事者から事故の概要の説明を受け，院内事故調査委員会を設置するか否かの判定を「院内事故調査委員会設置のためのチェックシート（A）」に基づいて行う
- 「医療事故」（医療法6条の10）か否か，判断できない場合には，医療事故調査・支援センターまたは支援団体に相談する
- 緊急対応会議参加者の過半数が設置するべきであると判断した場合に，院内事故調査委員会を設置する．設置しないことを決定した場合には，会議参加者の意見を議事録に詳細に記録しておく

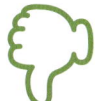
してはならないこと
- 病院長の独断で，院内事故調査委員会を設置しないことを決めてはならない

望ましいこと
- 緊急対応会議参加者の全員が不要と判断した場合を除き（一人でも設置が必要と判断した場合には），院内事故調査委員会を設置する
- 有害事象発生後の院内事故調査委員会の設置手続きについて，後日，安全管理の委員会において検証する
- 緊急対応会議で検討した結果，院内事故調査委員会の設置を見送ったケースは，診療科を越えた事例検証委員会（morbidity & mortality conference など）で検討する
- 死亡事例のみならず，病院のベーシックな活動として広く重大有害事象について院内事故調査（法的位置づけが異なるため「検討事例検証委員会」で行う）の対象とする．チェックシート（B）を利用する

院内事故調査委員会を設置するか否かの判断は，どのように？

　院内事故調査委員会を設置するか否かを決定する際には，会議のムードで結論を出すのではなく，院内事故調査委員会設置のためのチェックシートを用いて判断をする．そうすることにより，迅速かつ偏りなく調査の必要な事故をすくい上げることができる．緊急対応会議に出席したメンバーが，当該部署の責任者または医療側

当事者から事故の概要について説明を受け，質疑応答の上，メンバー一人ひとりが，「院内事故調査委員会設置のためのチェックシート」に従って判断し，チェックシートに記載して，緊急対応会議の議長に提出する．

会議参加者の中で，判断が分かれた場合には，参加者のうち二人以上が「設置する」と判断した場合には，院内事故調査委員会を設置すべきであり，理想的には一人でも設置すると判断した場合には，設置することが望ましい．関係者のうちわずかでも調査の必要性を主張するものがいれば，たとえ簡易な調査に終わるとしても，調査に着手することが望ましい．なお，院内事故調査委員会を設置した場合，または設置に至らなかった場合について，定例の安全管理委員会において，その手続きの妥当性を検証するべきである．

院内事故調査の実施は，原則として緊急対応会議すなわち医療機関の判断によるが，患者・家族から求めがある場合には，緊急対応会議において判断することが望ましい．患者・家族が，有害事象発生後の説明に十分納得していない場合には，チェックシートに従って事故調査委員会の設置を考慮すべきである．

院内事故調査委員会を設置しないという判断に至った場合においても，その判断までの記録（概要報告書，院内事故調査委員会設置チェックシート，緊急対応会議の議事録）を保存すべきである．なお，患者側が要求していたにもかかわらず，設置しないという判断をした場合には，その理由を説明し，その判断の経緯も記録すべきである．

チェックシートを使う上での注意

チェックシートで「院内事故調査不要」となっても，慎重な判断が必要な場合がある．例えば，通常想定される合併症のように，予期していた場合であっても，その結果を回避するための適切な措置を講じていなければ，今後の再発防止の観点から事故調査を行った方が望ましい．安易に「予期していた」とすることは厳に慎むべきである．事前の説明内容の記録などをていねいに検討する必要がある．

チェックシートは，矢印に沿って1項目ずつ判断してゆく．院内事故調査委員会が不要となった場合であっても，診療に関連して生じた事例においては，診療科を越えた症例検討会を開催することが望ましい．また，結果回避の適切な措置を講じたことが明白であっても，適切な説明の下での患者の同意が文書で残されていない場合は，事例検証委員会等（症例検討会）を開催することが望ましいだろう．

院内事故調査委員会設置のためのチェックシートは，医療事故調査委員会に報告しない場合にも重要文書として保存する．

院内事故調査委員会設置基準

＜院内事故調査委員会設置のためのチェックシート＞

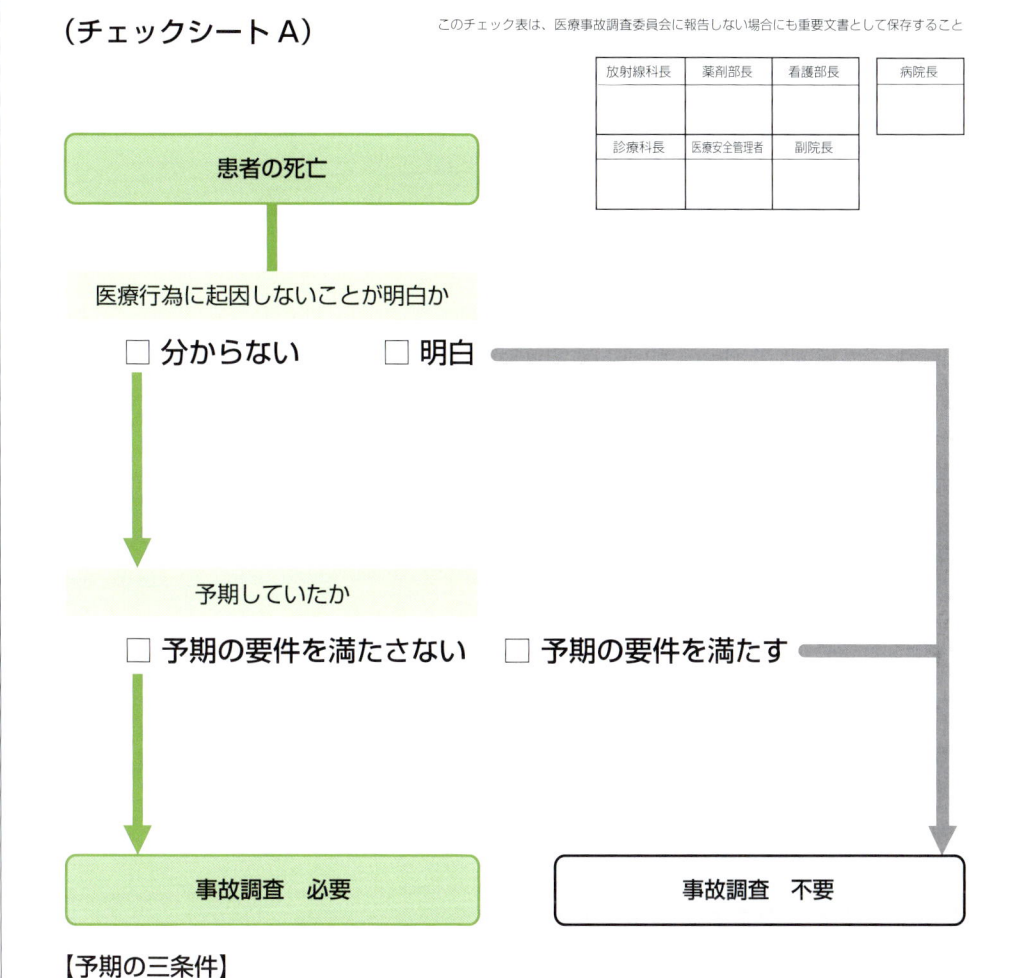

【予期の三条件】

　　管理者が「予期したもの」とは，以下の場合である．
　　　（1）患者等に対し，医療の提供前に，死亡または死産が予期されることを説明した
　　　（2）医療の提供前に，死亡または死産が予期されることをカルテ等に記載した
　のいずれかに該当するものであるが，
　　　（3）（1）および（2）のように予期が明らかでない場合でも，緊急時等説明や文書記　載などの余裕がなかったと判断できる場合で，管理者が，当該医療者への聴取等で，医療の提供前に死亡または死産が予期されていると認めた場合は，「予期したもの」　と考えられる

（平成 27 年 5 月 8 日付医政発 0508 第 1 号 厚生労働省医政局通知）

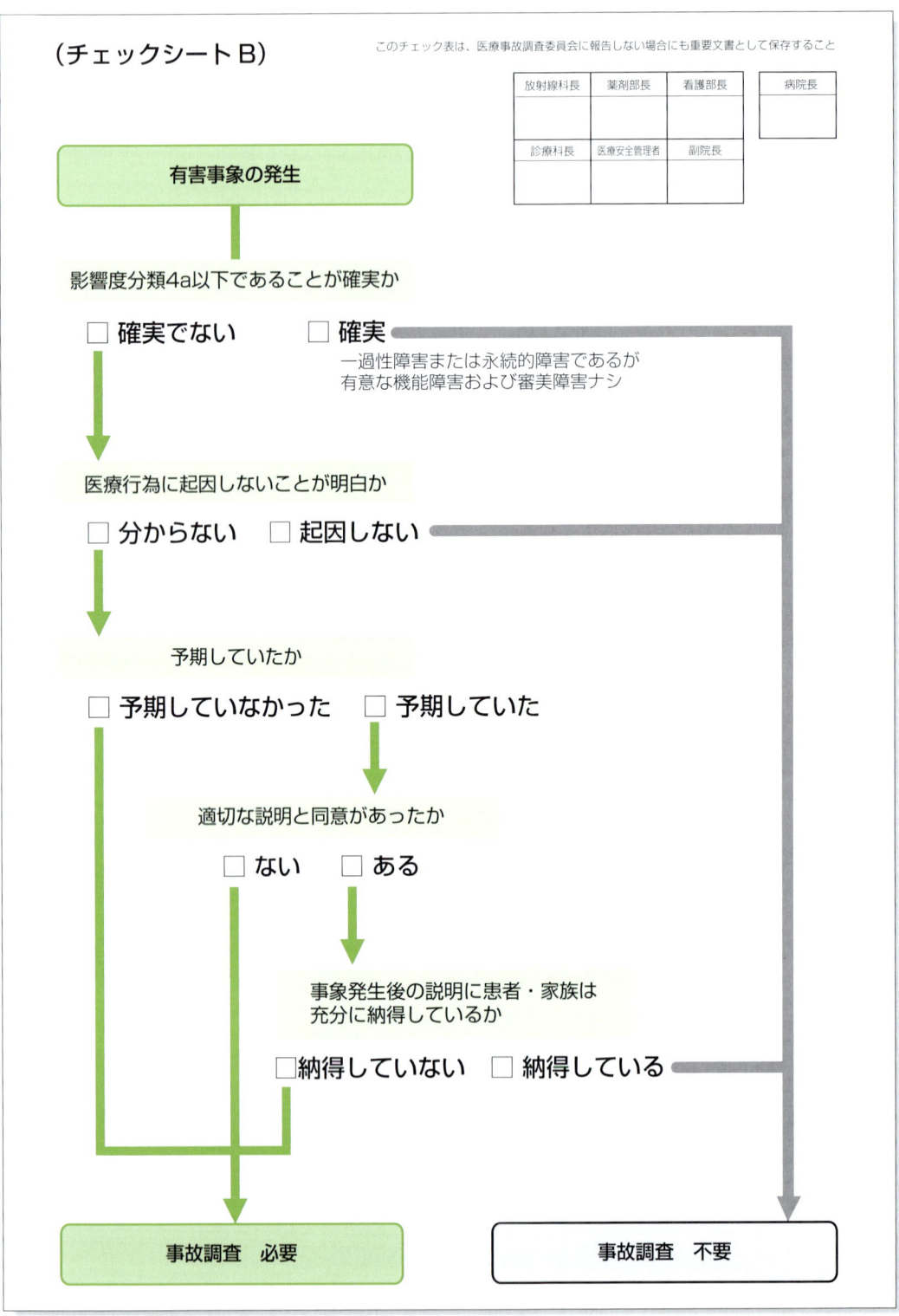

コラム1　外部機関への報告

＜医療安全担当者は，そのとき＞

病院長が医療事故調査・支援センターに報告をすると，患者のご遺族も調査を依頼することができるようになってしまう．ここは慎重にできないか，と病院長から相談された．

＜どうする？＞

「院内事故調の真相究明のための三原則は，『隠さない，逃げない，ごまかさない』です．」
事故調査をごまかさないことで，医療の質を高め，地域社会の評価を高めることができます．

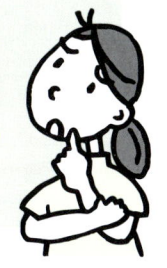

コラム2　予期の条件

＜医療安全担当者は，そのとき＞

説明はしていない．カルテにも書いていないが，予期の三条件の第3項目によれば，私（管理者）が予期していたと言えばいいんじゃないの？　と病院長から言われた．

＜どうする？＞

「予期していた」とは，①説明やカルテ記載ができないような緊急事態であったこと，②予期していれば当然講ずるべき対策が取られていたこと，③当該有害事象が発生した時に必要な対応のできる態勢が備えられていたこと，④あらかじめ対応できないことが分かっていたのなら，それができる施設へ転送することなど，これが「予期の条件」なのですよ．

「管理者」の予期

　改正医療法第6条の10第一項において，医療事故を「当該病院等に勤務する医療従事者が提供した医療に起因し，又は起因すると疑われる死亡又は死産であって，当該管理者が当該死亡又は死産を予期しなかったもの」と定義付け，その発生後に遅滞なく当該事故の日時，場所及びその他厚生省令で定める事項を第6条の15第一項の医療事故調査支援センターに報告しなければならない，と定めている．
　しかし病院等においては，その経営母体が国であれ医療法人であれ，「管理者」が方針決定に関与している診療科以外においては，主治医の意思と患者の同意に基づいて治療方針が決定されることが通常である．この点について，「管理者」は患

者の状態どころか存在さえ知らないことが多いことから，その死亡や死産など予期するはずがないという極論を患者側から持ち出される場合もあるかもしれない．仮にこのような極論が持ち出されれば，患者家族との関係が破たんすることも考えられる．

　現実的には，主治医の意思は使用者である「管理者」から包括的に同意を得て行われていると考えることが社会通念上妥当である．具体的には，患者の急変後または死亡後に，「管理者」が主治医や診療科の責任者等と共に検討した結果，その時点での医学常識上予期できなかったということになれば，「管理者」が予期しなかったものとして扱うことになる．

　ただしここで言う予期の意味が，単に「管理者」が想像していたか否かとか，主治医がインフォームドコンセントの際に説明していたか否か，だけであってはならない．「一般的な死亡の可能性についての説明や記録ではなく，当該患者個人の臨床経過等を踏まえて，当該死亡または死産が起こりうることについての説明および記録であることに留意すること」（通知）とされている．

　単に「管理者」が予期していたと主張すれば予期していたことになるとすると，長年の議論の末に制度化された医療事故調査制度を骨抜きにしてしまうことになる．また，今回の法令を離れて，「管理者」が予期していたならば，結果回避のための対策が取られていなくてはならないことになり，予期していたがために結果回避義務違反に問われることになってしまう．

　このような問題を現実的なものとするためには，第6条の10第一項の示す「厚生労働省令で定める」予期の内容に，以下の点を含め「管理者」が判断することが望ましい．

過去の医療事故は改正医療法ではどのように判断されるのか

① **都立病院静脈注射薬取り違え事件**（平成11年2月11日発生）

結論：想定外の事故のため管理者は予期しえなかったので，管理者の医療事故調査・支援センター（以下，第三者機関）への報告が必要．翌日，外表に異状があることを認めた後には，医師法21条での警察への届出が必要．

事例：関節リウマチの患者A（女性，当時58歳）は，都立病院に入院して整形外科医による左中指滑膜切除手術を受けた．手術翌日に，看護師らが患者Aに対し，抗生剤の点滴後に留置針周辺で血液凝固を防ぐためにヘパリンナトリウム生理食塩水を注入しようとして，誤って消毒液ヒビテングルコネート液を注入してしまった．数分後に患者Aの容態が急変したため当直医を呼んで蘇生を行ったが，同日午前10時44分死亡した．死亡

する前に，注入した看護師が当直医に誤って消毒液を注入した可能性があると述べていたが，死亡後に主治医は原因不明と考えて，家族に病理解剖の許可を取った．翌日午後1時頃に病理解剖が行われた時点で死体の外表に異状があることが明らかになったが，警察への届出は行われなかった．最終的に最高裁において医師法21条違反で病院長が有罪判決を受けた．

② **大学病院内視鏡下前立腺全摘手術失血死事件**（平成14年11月8日発生）
結論：この事例で死亡に至ることは予期していなかったため，第三者機関への報告必要．
事例：A医科大学附属病院の医師3人が，前立腺癌の患者に対し，内視鏡を用いて摘出する腹腔鏡下手術を行った．術者3人は技術の難易度が高い腹腔鏡下手術を執刀した経験がなく，術中に大量の術中出血を起こしたが腹腔鏡下手術を続行し，開始からほぼ12時間後により確実な手法の開腹手術にようやく切り替えた．手術終了後に男性患者は大量出血による脳死状態になり，約1カ月後の12月8日に死亡した．
当該治療は当時保険適応外であり，学内規定では倫理委員会の承認を得る必要があったが，当該科部長が独断で手術実施を認めていたこと，患者に執刀医に関する情報提供がなされていなかったこと，大量出血に備えた輸血用血液を確保していなかったこと等から，刑事事件に発展した．医師3人が業務上過失致死で起訴され，一審の判決は第一助手に禁固2年6カ月・執行猶予5年，執刀医と第二助手には禁固2年・執行猶予4年であった．その後第一助手は控訴したが，二審で禁固1年6カ月・執行猶予4年に減刑して確定した．

③ **県立病院産科医逮捕事件**（平成16年11月17日発生）
結論：正常分娩ではないので危険は予期されていた．第三者機関への報告不要．
事例：前置胎盤の産婦が，危険性の説明を受けて大学病院での治療を勧められながら，常勤産科医が1名しかいない県立病院での分娩を子宮温存と共に希望して予定帝王切開手術を受けた．手術開始11分後に児を無事に娩出した後に，胎盤の子宮からの剥離に手間取り，胎児娩出の18分後に胎盤を娩出した．その後，子宮収縮剤注射や圧迫止血，出血部位の縫合等でも止血できず，準備した濃厚赤血球5パックに加えて血液センターからも赤血球・血小板・新鮮凍結血漿等を取り寄せて輸血し，その後子宮摘出を行った後に心肺停止状態となり，蘇生にも反応せず死亡確認に至った．その後，医師が病院長へ連絡して通常の病死と報告し，異状死に当てはまらないと判断されたため，警察へ届け出なかった．しかし，県が設置した事故調査委員会の報告書で，執刀医のミスが原因とされたことから，警察により業務上過失致死と医師法違反の疑いで逮捕された．審理の結果，地方裁判所で無罪となった．一人産婦人科医のケースなので，院内の診療体制を含めて事例検証委員会で検討すべき事例であろう．

6 院内事故調査の準備と事務局体制

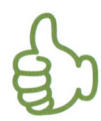

すべきこと
- ✓ 院内事故調査委員会の事務局は，医療安全管理者（あるいはそれに準ずる医療職）と事務系の管理職が担当する
- ✓ 資料の準備，委員会やその他の調査の日程調査，議事録の作成，委員会運営の会計管理とその報告は事務局が行う

してはならないこと
- ✗ 調査委員に対して社会通念に反する過大な報酬や供応接待をすることは厳に慎まなければならない
- ✗ マスコミ関係者などと非公式に接触して情報を漏らしてはならない

望ましいこと
- ○ 警察の捜査が懸念される場合，院内事故調査委員会を開催することが決定したときには，院内の調査を優先するように警察署に申し入れ，必要な資料を複写しておく

事務局はどこに置く？

院内事故調査委員会の設置決定後，速やかに病院内に事務局を置く．
事務局は，医療安全管理者（あるいはそれに準ずる医療職）が長となり事務系の管理職とともに担当する．専従の医療安全管理者が存在しない場合には，事務長等の事務系の管理職を委員会の事務局長に置き，看護部長等の医療職の援助を得ながら務めることが現実的であろう．

事務局は何をする？

事務局は，病院長が選任した外部調査委員メンバーの招聘手続きや委員会運営のための予算措置を行い，委員の日程調整や委員会資料の準備・管理および議事録の作成等を行う．
議事録の作成は事務局の重要な役割である．逐語的な記録や会議の録音を行い，要点をわかりやすく記す．当然のことであるが，参加者，発言者のチェックを受け，

次回委員会にて承認を受ける．

　第1回目の院内事故調査委員会の開催にあたり，医療安全管理者をリーダーとする事務局は，関係者にヒアリングして時系列に整理された診療経過（概要）をまとめておく必要がある．この際，委員に予断を与えないように，客観的事実のみを簡潔に記載することが重要である．診療録がすべて正確に記載されているとは限らないため，モニター類の記録等客観性のあるものも添付しておく．

　各委員は，この資料を元に疑問点を出し合い，それを一つひとつ解消しながら事実を積み重ねる作業を行う．その確認資料として，診療録の写し，検査データ，看護記録に加えて，状況によって，検証物品や同型の医療機器・材料等が必要である．関連医療機器の取扱説明書，関連薬剤の添付文書，各種ガイドライン，同種事故の過去の報告書（日本医療評価機構，診療行為に関連した死亡の調査分析モデル事業，各病院ホームページ）も入手しておくと委員の参考になる．また事務局は，当該医療施設が電子カルテを使用している場合には，委員会で外部委員が電子化された診療の記録や画像へ十分にアクセスできるよう委員会の会場に電子カルテの端末とそのプロジェクター等を準備する．

　院内調査終了後はあらかじめ決定した方法により結果を公表するための準備を整える．

　事務局は，委員会本体と同様に，病院の代表ではなく中立的立場であり，情報の管理は厳密に行われなければならない．

ヒアリングは，周辺と当事者と，どちらが先？

　カルテを元に，記載された内容，関係者の行動について時系列に整理をする．その際，可能であれば，事故の中心にいない周辺の関係者から聞き取りを始め，当事者からの聞き取りは後に廻す．客観的な事実を積み上げて，事故の概要・経過を整理する．関係者間で不一致があっても，事情を聞く時には，そのことを持ち出さない．不一致は不一致のある資料のまま院内事故調査委員会に提出する．

　ヒアリングに答える人はだれもが出来事を自分の主観的な時間の流れ，自分の文脈で話すが，たとえば「○○に，すぐに戻った」と表現したならば，「何分くらいで戻ったのか」，「○○に急ぐように連絡した」と表現したならば，「どれだけ緊急性が伝わる話し方だったか」を尋ね，できるだけ客観的な読み替えをして，事実関係を明確にする．

外部調査委員への謝礼は，どれくらい？

　外部調査委員には相応の謝礼および交通費を支払わなくてはならない．報告書作成作業など，委員会外での検討作業などに適切な謝礼を支払うことも必要であるが，病院からの便宜供与と取られるような委員への高額な謝礼は避けるべきであり，国家公務員倫理規定の講演料・原稿料にかかわるガイドラインが参考になる．治験審査委員会を設置している場合は，その外部委員に対する謝礼が参考になるだろう．後日，医療安全管理委員会に対し，謝礼金額も含めた会計報告を行う．

センター調査への協力

　医療事故調査・支援センターに報告した事案については，院内事故調査を適切に行えない場合は，センターに調査を依頼するが，病院はセンターからの必要かつ合理的な調査協力要請について拒んではならない．資料の提出などの協力を拒んだ場合には，センターはその事実を公表することができる（法6条の17）．

　院内事故調査終了後にセンター調査を行う場合には，院内事故調査の検証が主な内容となるので，院内事故調査で用いた調査資料について提出が求められた場合には，その要請に応えなければならない．院内事故調査委員会に提出するために準備する時系列診療経過・当事者行動表（**参考事例**を参照）など，調査に必要なすべての資料をセンターに提出する．

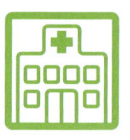

＜参考事例＞　時系列診療経過・当事者行動表

時系列図例　誤薬（過剰内服）

月日	時間	A患者の状態,状況	B医師	E看護師	C看護師
2月12日	8:30	A患者は,あいさつ後,B医師より,「炎症があり,薬を追加します.」と説明された.	B医師はあいさつしA患者に「炎症があり,薬を追加する」事を説明した.	E看護師はA患者の内服の準備を勤務室の処置台の上で行っていた.	
	8:33	A患者は「はい」分かりましたと返答する.	B医師はA患者の返答を聞いて隣部屋のF患者の所に行った.		C看護師はF患者の与薬をしていた.
	8:35	A患者はいつ追加の薬が来るか看護師に聞くためにナースコールを鳴らした.	B医師はF患者の与薬が済んでいたので,C看護師に「A患者の消炎剤を追加したので,来たらすぐのまして欲しい」と伝えた.	E看護師は与薬の準備を終え,A患者の所に行こうとすると,A患者のナースコールがあり,薬を持ったまま,A患者を訪室した.	
	8:37	A患者はあいさつし,朝の薬を飲んだ.		E看護師はあいさつし,A患者にお薬を内服させ,「ナースコールが鳴りましたが,何かございましたか?」と尋ねた.	B医師の指示を受け勤務室に戻ると,処置台の上にA患者の処方箋と薬袋があった.
	8:40	A患者は「B医師からお薬の追加があるといわれたが,何時ごろ届きますか?」と尋ねた.		内服後A患者からB先生が薬の追加が有り,いつごろ薬が来るか尋ねられたが,医師から何も言われていなかった.	それを見て,医師が追加した薬が来ていると思い,内服の準備をし,処方箋とくすりを持ってA患者を訪室した.
				「B先生に連絡し,確かめてから説明に参ります.」と返事し,向かいの部屋のG患者を訪室した.	
	8:42	随分早かったですね,といい薬を内服した.		向かいのお部屋を訪室すると,G患者の氷枕の交換が必要で,G患者に「新しい氷枕を後でお持ちします.」と述べ,勤務室に戻った.	A患者に処方箋を見せながら追加したお薬ですと話し内服をさせた.
	9:00			B医師に連絡し確かめたところ,薬の追加があると分かった.丁度その時薬剤課より,薬があっがってきたため,与薬の準備をしA患者を訪室した.	
	9:05	E看護師が追加の薬を持参してきたため,先ほど追加の薬を飲みましたと返事した.		A患者に「追加のお薬をお持ちいたしました.」とお話したところ,「薬は飲んだ.」言われ,確認すると,薬剤の過剰投与が分かった.	

7 院内事故調査委員会の組織

すべきこと

- ✅ 以下の者を院内事故調査委員とすべきである
  - ①院外から有害事象が起きた領域の医療職1名以上，複数の診療科に関連する場合にはそれぞれ1名以上
  - ②院内の医療安全を担当する医療職1名（医師または看護師1名以上）
  - ③院内から有害事象が起きた場面ないし部署に通じた医療職2名以上（職種は場面・部署により，医師・看護師・薬剤師・理学療法士・診療放射線技師・臨床工学技士等から偏りのないよう柔軟に選定）
- ✅ 委員長は，医療事故の対応について研修を受けていること
- ✅ 委員の確保が困難な場合，医療事故調査・支援センターに相談し，支援を求める

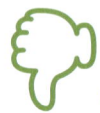

してはならないこと

- ✗ 以下の者を院内事故調査委員としてはならない
  - ①有害事象が起きた病院等の病院長
  - ②同病院等の顧問弁護士
  - ③有害事象の当事者（医療者・患者・家族）とその代理人
  - ④有害事象の当事者の直接の利害関係者（上司，部下等）
  - ⑤同病院等の加入する損害保険会社の関係者
- ✗ すべての委員は当該有害事象と直接利害関係がある者であってはならない

望ましいこと

- ○ 院外から医療職以外の有識者1名を招くことが望ましい
- ○ 委員長は医療事故調査の経験がある者を院外から選任する．医療事故調査の委員長の経験者であれば，なお適切である
- ○ 委員長は医療事故調査の経験がある者が望ましい
- ○ 有害事象が起きた状況に精通する院外医療職を複数名とする

院内事故調査委員は，だれが，だれを，どうやって選ぶ

①委員の選任における病院等の管理者（以下，病院長）の役割

　緊急対応会議で院内事故調査委員会の設置が決定した後，できるだけ速やかに病

院長と医療安全管理者が協議し，院内事故調査委員会の構成員を選任する．院内事故調査委員会を設置する責任者は病院長である．仮に適切な委員の確保が困難な場合には，医療事故調査・支援センターまたは，支援団体に相談して支援を受ける．

病院長は，報告や公表等の社会的な説明責任も担う．

病院長は，全職員に院内事故調査の目的（「目的は医療安全の確保であり，個人の責任を追及するためのものではない」通知）を周知させ，協力を要請する．加えて，ヒアリング対象者には，ヒアリングの内容によって不利益な処分はしないことを説明する．なお，委員を委嘱する際には，秘密保持の誓約書と公表時に委員の氏名を公表することについての承諾書を得ておく．

②委員長の選任

委員長は，客観性や適正手続きの観点から，院外事故調査の経験がある者が望ましい．言うまでもなく，当該有害事象と利害関係のある者が担当してはならない．

委員長を院外から選任する場合には，病院長以下全職員は，必要な情報が適切に提供されるよう努めなくてはならない．分析手法の知識があり，院内事故調査委員会委員長の経験がある者を，委員長として院外から招聘できるなら，必ずしも当該事故関連の専門家でなくてもよい．ただし，その場合は，当該領域の専門家の委員の参加は必須である．

現状では，院内事故調査委員会の委員長を委ねる経験と能力を備えた人材の確保は容易ではない．病院長は，委員を選任する段階で，あらかじめ適切な人材に委員長を委嘱しておく．

③委員の選任

委員の人数は，事例にもよるが委員長を含め4～7人程度がよい．少なすぎると特定の意見に偏ることが考えられ，多すぎると日程調整が困難で，短期間での調査が不可能となる．有害事象が起きた領域の専門家は，中立性，透明性，公正性および専門性の観点から，院内でなく，医療事故調査・支援センターまたは支援団体（具体的には，都道府県医師会，医療関連団体，大学病院，医学関連学術団体等）から推薦された外部委員とすることが望ましい．

④委員の選任においては利益相反のあるものを避ける

当然のことであるが，病院長は病院等の利害を代表する存在であることから，事故調査の公正性を疑われぬよう，病院長自らが院内事故調査委員会の委員となってはならない．病院長は，一般に早く説明責任を果たそうと思い，拙速な調査を行う懸念があり，この観点からも院内事故調査委員会に加わるべきではない．同様に，

副院長，事務長，看護部長等，病院等幹部を委員，特に委員長に選任することは望ましくない．

　委員の選定にあたっては，当該医療現場（場所，診療科，職種等）に精通している医療職を中心とするが，客観性を維持する必要があることから，有害事象に直接関与した職員が委員に含まれないようにすることが重要である．また直接関与していなくても，当事者と利害関係のある職員は委員に含めるべきではない．

　また，病院等の顧問弁護士は，病院等の代理人であって病院等と同一の立場にあるため，前述した病院長と同様に，院内事故調査委員会に加わってはいけない．逆に，患者側当事者とその代理人も委員となってはいけない．さらに，病院等の加入する損害保険会社の関係者を委員とすることは，支払元の意向に調査が左右されかねないので，これらの者も不適任である．

非医療者を委員に入れるのは，なぜ？

　このマニュアルでは，医療分野以外の有識者の参加を求めることを推奨している．これは専門家だけの調査委員会では，医学の専門的な議論の枠内で過失の有無が議論されやすく，医療制度や病院等の組織管理等，専門家が気づきにくい事故の背景を見落としがちであるためである．有識者としては，製造現場の安全・品質向上活動に経験のある者や，中立的な立場の法律家や公立学校の校長，民生委員等，地域事情を考慮して選定を行う．

　たとえば，製造業などの産業界においては，品質管理運動の長い歴史があり，安全を含めた品質管理業務が幅広く普及している．このため，産業界のTQC（Total Quality Control；全社的品質管理）の経験者の参加を得ることで，医療機器や労働安全性などの面で，医療界の医療安全管理に関する立ち後れに気づく機会も多いに違いない．

　また，有害事象の調査は，その報告が地域社会や患者・家族に受け入れられるものでなければならないが，医療分野特有の「常識」や医療分野に閉じられた論理を排除するうえで，非医療者の存在はきわめて有用であり，またそのことが医療に対する人びとの過剰な期待や無理解を解消することにもつながる．

　なお，この場合，非医療者に医療に関する特別の知識を求めるべきではない．医療に関して素人であることこそが，非医療者を委員に加えることの意義である．専門分野を熟知している者は，調査によって事実を明らかにすることよりも想像が先に進んでしまうことがあるため，専門的な事情を知らない非医療者の存在が虚心になって事実を調べるうえで重要である．有害事象の調査には，そのような医療内部の事情を知らない者の目が必要なのである．

適切な説明と同意がなく，事後的にも患者側当事者が説明に納得していない事例では，診療録に記載されているはずのインフォームドコンセントが，患者の立場からは，どう理解されていたか，非医療者委員の評価が重要となる．医療現場になじみのない一般人の感覚で医療現場の特殊性，労働環境の厳しさ等の周辺事情を理解してもらうことにも意義がある．

その他の留意事項

①小規模病院等における委員の選任

　中立・公正な委員の選任が望めない小規模病院等の場合には，医療事故調査・支援センターおよび支援団体に委員の派遣を依頼し，第三者中心の院内事故調査委員会を構成することになる．この場合，外部委員に調査を委ねることになるが，当該病院等の院内の事情を熟知している内部の職員を委員に加えることが望ましい．

②規模や機能に応じた外部委員選任

　有害事象に関する専門家としての外部委員を選任する際には，調査対象となる病院等の実情を理解できる者を，病院等の規模や機能に応じて選定するべきである．たとえばプライマリーケアを行う小規模の診療所と，中・小規模であっても専門的な医療を提供する病院では，提供可能な医療の内容が異なるだろう．

③職種のバランスを考慮した外部委員の選任

　有害事象が起きた領域に詳しい知識をもちながら，異なる職種の委員を選任する．たとえば外部委員が医師の場合に，院内からは看護師を選ぶように，院外委員とのバランスを考慮して院内委員を選定することが望ましい．

コラム1　委員の構成

＜医療安全担当者は，そのとき＞

（中規模病院）で病院長が責任を感じ，「私がいないと責任ある委員会にはならん！」と委員会に同席することを求めた．

＜どうする？＞

病院長が心配をするのはもっともだが，事故調査は公平性と客観性を保ってこそ事故調査たり得るものなので，速やかに調査委員会を立ち上げることを指揮し，調査委員に加わってはならない，と進言する．

有害事象が起きた医療現場の専門家は，当該領域の専門家とは限らないが，有害事象の分析の精度を高めるのに役立つことが期待される．たとえば，手術室の事故では手術室看護師や麻酔科医，投薬事故では薬剤師，人工呼吸器事故では臨床工学技士，血管造影室での事故では診療放射線技師を含めることが望ましい．

コラム2　委員長はどこから

＜医療安全担当者は，そのとき＞

病院長「病院長が調査委員に加わらないとなると，委員長はどうするんだ．」と言われた．

＜どうする？＞

「医師会や関係学会が派遣可能な人材をリストアップしているはずですから，医療事故調査・支援センターを通じて尋ねてみましょう．」

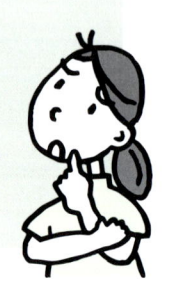

コラム3　第三者メンバー

＜医療安全担当者は，そのとき＞

病院長と責任者の医師から「医療の素人を入れても混乱するだけでしょう」と言われた．

＜どうする？＞

「ご遺族は医療の素人です．調査には，透明性を高めるため医療の素人の視点を加えることが望ましいのです．医療現場を第三者の目で見てもらうことは，医療安全の向上のためにも，地域の人たちの理解を得るためにも大切ですよ．」

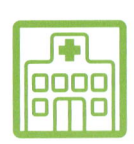

8 院内事故調査委員会の進め方

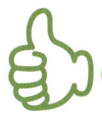

すべきこと

- 病院長は，院内事故調査委員会が組織された時点から，当該事案に関する公的な調査・評価を院内事故調査委員会に委ねることを宣言する
- 病院長は，委員会への資料提出や発言によって職員個人に不利益を与えないことを約束する
- 院内事故調査委員は，調査にあたって，その視点を「だれが」ではなく「なぜ」におくことを常に意識する
- 院内事故調査委員会でヒアリングを行う場合は，ヒアリングを受ける者が話しやすい環境を設定する
- 院内事故調査委員会の傍聴は原則として認めない．ただし，委員長が，委員の自由な発言と円滑な議事進行を妨げるおそれがないと判断した場合はこの限りでない
- 院内事故調査委員会は，次回の開催日程について，委員会の都度，各委員に確認し設定する
- 院内事故調査委員会は，記録のため録音並びに撮影（現場検証・RCA）を行う
- 院内事故調査委員会は，二次的に原因分析に取り組む（一次的な原因分析は，医療現場で行う）
- 警察が捜査に入る可能性がある場合には，院内事故調査を行うことを警察に伝え，院内調査が適切に行えるように配慮を申し入れる
- 最初に，医療機関側から提出された時系列の客観的事実を調べ，カルテ記載の真実性を確認する

してはならないこと

- 当事者に対し，「どうしてそんなことをしたのか」と尋ねるように，責任追及と受け止められる表現をしてはならない
- 院内事故調査委員は当事者との個人的接触及び利益の享受・供与があってはならない

望ましいこと

- 短期間に集中的に調査する
- 院内事故調査委員会でヒアリングを行う場合は，事案に携わった医療者，患者家族の双方からヒアリングする

○ ヒアリングに際して，ヒアリング対象者が望む場合は，そのそれぞれの弁護士の同席を認める
○ 調査の一次資料については，調査終了後は回収し，一定期間経過した後に破棄する

院内事故調査委員会の委員長および委員が心得るべきことは？

①委員長の心得

　委員長は，ナビゲータでありコーディネータである．まず，大まかな工程表を念頭に描いておくべきであろう．言うまでもなく，委員長は，第三者的立場すなわち中立性を貫くが，委員と十分にコミュニケーションを図るべきである．特に医療事故調査の経験のない委員に対しては，本書などの事故調査の手引きとなるものを事前に提供する．

②委員の心得

　調査委員は，当事者（医療関係者，患者家族・遺族など）との個人的な接触は慎まなければならない．当事者やその代理人と1対1での面談はしない．家族から要望が出されても，委員が直接対応することは避ける．そのような場合は，委員会の事務局である医療安全管理者が窓口になるのがよい．

院内事故調査委員会の会議は，どのように進行すべきか？

①進行において留意すべきこと

　院内の事故調査においては，原因の探求を「だれが？」から「なぜ起こったか？」へと転換することが重要なので，事故の周辺状況を十分に把握しなければならない．周辺的な状況には，当該病院の医療安全対策のシステム，機器設備，人員配置・職制，診療手順，教育体制，地域性，周辺の医療環境等が含まれる．

②院内事故調査委員会のスケジュールプラン

　初回の委員会の前に，予め事務局で用意した「時系列診療経過・当時者行動表（事故概要のみを客観的に列記した資料）」を委員に配付する．初回の委員会において，

おおまかな開催回数，開催日程，1回の委員会の開始時間を決める．委員だけではなく当事者にもスケジュールを明確に伝える．

③第1回院内事故調査委員会においてなすべきこと

　まず，委員会の目的「事実を認定し，必要な分析を行い，事故の原因を究明し再発防止策を講じる」ことを委員全員で共有する．この調査は，事故原因について，「だれが？」ではなく，「なぜ起こったか？」に視点をおいて行うことを明言する．

④第1回院内事故調査委員会の進め方

　委員の自己紹介の後，病院から診療経過を踏まえた事故の概要（病院報告書の要点，時系列診療経過・当事者行動表）を説明する．病院の説明に対して委員長は「（発言の要旨をまとめて）このように理解した」と非医療者の委員にも分かるようにかみ砕いて説明する．この説明作業によって，専門家だけが理解できる論理を排除することができる．疾患に関する事柄や処置内容が適切か否かなどは，専門家委員の解釈を確認する．専門の医療者はどうしても事柄の細部に関心を集中させて論ずるが，委員長は人的要因，勤務態勢等，広く問題点を押さえることに配慮する．

まず，事実経過を把握する

　病院では，医療安全管理者をリーダーとする事務局が，関係者から事情を聞いて，診療経過と当事者の行動を時系列に整理し，院内事故調査委員会に提出しているが，さらに院内事故調査委員会として直接に事情を聞き取る必要と認めた場合は，関係者のヒアリングを追加して行う．

　院内事故調査委員が当該疾患・手術・薬剤などのレクチャーを受ける必要があれば，ヒアリングの前（第1回および第2回まで）に専門家を招いて十分な知識を得て疑問を解消するよう努める．

　電子カルテが採用されていても原則として紙媒体に出力して提供すべきであるが，画像記録等が膨大な場合には，医療機関側は，委員会の場で電子カルテを操作して各委員が必要な情報へ適切に閲覧できるよう援助する．

関係者のヒアリングで心得るべきことは？

　病院長は，病院職員に対して，院内事故調査委員会の目的が，事故が「だれの」責任で起きたのかを調査するものではないこと，再発防止を目的として「なぜ」起きたのかを究明するものであることを伝える．

病院長は，ヒアリングに際して委員会への資料提出や発言によって職員個人に報告書の取り扱いや，報告書への不同意の権利や反論を書く権利などについても約束する．ヒアリングを受けた者は，ヒアリング記録を確認できることとする．

　他方，現在の法制度下においては，医療側当事者が院内事故調査委員会で話した内容が民事や刑事上の責任に繋がる可能性も否定できない．そこで当事者からヒアリングする際には，黙秘する権利や弁護人を依頼する権利があることも十分に説明したうえで行うことが必須である．

　ヒアリングは，一人ひとり別々に行う．対象者へのヒアリングに際しては，利害関係のある委員，傍聴者は席を外さなければならない

　ヒアリングは，委員と当事者が対面しないように机の配置を工夫するなど，話しやすい雰囲気作りに努める．医療現場や医療器具などのことを知らない素人的な質問を尊重し，特定の委員ばかりが質問しないように，コメディカルや非医療者の質問を促す．

「だれが，事故を起こしたか？」はもちろん「なぜ，起こしたか？」と尋ねない

　事務局の用意した資料では足りない場合，関係者の記憶が鮮明なうちに，有害事象に関係する職員に，個々にヒアリングを行う．時間の経過とともに作られていく記憶の混在や他の人の発言に左右されないよう，速やかに行うことが重要である．ヒアリングを行う者は，常に「なぜ，起こったか？」を考えなければならないが，当事者・関係者に「なぜ，起こしたか？」と理由を尋ねてはならない．

　調査委員会が求めるのは，後付けの理由ではない．あくまでも事実認定が目的である．結果が悪かったことは明確なので，「なぜ，起こしたか？」と尋ねられれば，当事者はどうしてもさまざまな後付けの理由を考えるものである．このためヒアリングの相手には，「分からないことは分からないと言ってください」「分からないことは悪いことではない」と必ず伝えることが重要である．委員は限られた時間内でヒアリングするため，質問事項を整理しておく必要があるが，質問される人が記憶の混在から答えを作ってしまう懸念があるので，質問内容の事前通知は行わない．

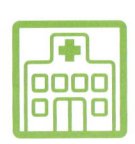

9 原因分析の進め方

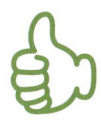

すべきこと

- 調査にあたって，「だれが」ではなく「なぜ」を常に意識する
- 根本原因を分析し，背景要因，寄与因子を同定し，再発防止対策を立案・実施するためには，当該医療現場をよく知るものに対して，人と人の関わり，日頃の危険回避の気遣いや配慮，組織の仕組みについて尋ねながら，RCA（Root Cause Analysis）手法などの分析手法を用いて行う
- まず第一次的に，医療現場で原因分析を行い，それ院内事故調査委員会に資料として提供する

してはならないこと

- 当事者に対し，行為や出来事の理由を問い詰めてはならない
- 原因が明らかにならない場合があることを理解し，無理に因果関係をこじつけてはならない

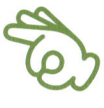

望ましいこと

- 事案当事者へのヒアリングは最後にし，周辺の関係者から始める

原因分析は，どのように進めるのか？

　厚生労働省「医療安全管理者の業務指針および養成のための研修プログラム作成指針」（平成19年3月）では，事故の事実確認を行い，医療事故の発生予防および再発防止に資する事例については，適切な手法を用いて分析することと示されている．医療機関では，これまでRCA（根本原因分析）のほかSHELLモデルなど様々な分析手法（**コラム**参照）が使われてきた．ここでは事故の発生原因を深く広く掘り下げ，再発防止のための対策立案および事例の院内共有化を図る観点から，RCAを採り上げる．

　RCAは，「人はだれでも間違える」「間違いを責めない」「事故から学ぶ」ことを念頭に，事故原因を当事者個人（「だれ」）ではなく，システムやプロセス（「なぜ」）に焦点をあてて分析を進めていくことに特徴がある．そこでシステム要因（システムの整備・管理・機器機材の整備），環境要因（労働環境・人的環境・教育環境），ヒューマンファクター（医療者側の因子・患者の因子・コミュニケーション）などの項目を分析し，背後にある根本原因を明らかにする．当事者にとっては，反省と成長を

促す振り返りとなり，病院の安全管理者にとっては，真の原因を探る手腕の向上，情報整理の一助となる．また，組織にとっては，再発の防止や職員間の噂や憶測が排除された正確な情報の共有などの効果が期待できる．

RCA による分析*は，国立保健医療科学院や日本看護協会，医療安全全国共同行動における「行動目標 7　事例要因分析から改善へ」などがベースとなり，広く医療機関全般に浸透している．

【巻末資料 1】では，はじめて RCA を使うことを想定し，一般的な進め方を簡潔にまとめた．

> **コラム　事故原因の分析と再発予防策立案のために用いられる様々な手法**
>
> ① 統計分析（事象の発生率が高い事象を洗い出し，事故防止策を立案し事象の発生率を調査し，病院の事故に関する医療の質が改善した否かをみる）
> 　事象のインシデント・アクシデント件数÷延べ患者数＝事象発生率
> ② RCA（根本原因分析）：起こった事象を時系列に従って情報を整理し，分析の最後に行う「原因要約」により，論理的で要点を押さえた分析結果が導き出される．
> ③ ヒアリング
> ④ 時系列工程表からの分析
> ⑤ SHELL モデル（事象の当事者である人間の行動は，「人間自身の特性」と 4 つの要因「S ソフトウェア」「H ハードウエア」「E 環境」「L 関係者」）がお互いに影響し合して決まることを示し，当事者を含めた 5 つ要因から分析する方法
> ⑥ m-SHELL モデル：SHELL モデルにマネジメントを追加分析する．
> ⑦ P-mSHELL モデル：ヒューマンエラーは医療現場において，L（自分自身）の持つ特性と，周りを取り巻く種々の環境（機械，操作手順書，チーム医療，設備など）が合致していないために引き起こされるという考え方に基づいて分析する．
> ⑧ 4M4E：4 つの M（「人間」「物・機械」「手段・方法」「管理」）で要因分析を行い，4 つの E（「教育・訓練」「技術・工学」「強化・徹底」「模範・事例」）で対策をたてる．

* RCA について詳しくは，石川雅彦『RCA 根本原因分析法実践マニュアル―再発防止と医療安全教育への活用』（医学書院）を参照されたい．
【巻末資料 1】に，根本原因分析（RCA）の進め方を示した．

10　事故調査報告書の書き方

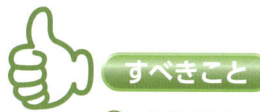

すべきこと

- 事故調査の目的は，医療安全の確保であり，個人の責任を追及するためのものではないことを報告書冒頭に明示する．
- 報告書の構成は，①医療事故の事実認定，②事故原因の分析と評価，③再発防止のための指針，の三つの要素からなる．
- 具体的な章立ては以下の通り

  ①はじめに──委員会設置の趣旨と役割
  ②委員名簿
  ③委員会開催日時および各回の調査内容の概略
  ④事故の概要
  ［日時／場所／診療科，医療機関名／所在地／連絡先，医療機関の管理者氏名，患者情報（性別／年齢等），調査の概要（調査項目，調査の手法）］
  ⑤事故の事実経過［臨床経過］
  ⑥事故の原因とその背景の分析
  ⑦再発防止の指針
  ⑧報告書の内容に対する医療側当事者や遺族の意見
  ⑨おわりに──検証スケジュールなど

- 医療者の労働環境，機器施設の整備状況，医療者間および医療者と患者間のコミュニケーション状況等，幅広い背景をあわせて検討し，科学的，客観的な事実関係と原因分析を行い，再発防止の指針を策定する
- 事故報告書においては，当該医療従事者等の関係者について識別できないように匿名化する

してはならないこと

- 報告書において法的判断（過失の有無など）を行ってはならない
- 報告書においては，後方視的に当該医療者や医療行為に対する批判や論評を行うべきではない
- 調査報告書に院内調査の内部資料は含めるべきではない

望ましいこと

- 関係者のヒアリングの結果が矛盾した場合は，無理に整合性を求めずに，それぞれが述べたままの事実を記載する
- 調査委員の評価意見が分かれる場合は「～であったが，一方では」といった形で

記載する
○ 再発防止策を記載する場合は，一定期間の後に評価し，遺族など関係者に経過報告を行うことを記載する

報告書の構成は，事実認定，そして？

　事故調査報告書の大まかな構成は，①事実認定，②事故原因とその背景の分析と評価，③再発防止のための指針である．

　報告書の作成にあたって，事実認定の部分については，当該病院等の内部委員が中心となって記載するのが現実的と思われる．分析と評価は，事故調査報告書の根幹部分であるので，委員長が中心となって作成するべきである．再発防止のための指針は，外部からの委員が主体となると第三者的な視点が期待できる．実際の報告書例の多くはインターネット上に公開されているので参照することができる．

　また，報告書の記載にあたっては，個人が特定できないように匿名化する．匿名化とは，個人情報から氏名，生年月日，住所等個人を識別する情報を取り除くことであるが，これらを隠しても周囲の情報から個人が特定されるのであれば，匿名化とは言えない．個人が他の情報との照合によっても識別できないように加工しなければならない．インターネットで，情報が溢れる中で個人の識別ができないようにするためには，十分な検討を要する．

センター調査の調査報告

　病院等や遺族の求めに応じて，医療事故調査・支援センターが医療事故調査を行った場合，センターは病院等と遺族に対して調査結果報告書を交付するが，通知においてその項目には調査の概要，臨床経過（客観的事実経過），原因を明らかにするための調査の結果，再発防止策を含むことが例示されているので，この項目は院内事故調査においても参考にされるべきであろう．通知は，再発防止策について，個人の責任追及とならない配慮，当該病院等の状況および管理者の意見を踏まえることを求めている．

報告書の基本的な章立ては？

　通知は以下の事項についてセンターに報告することを求めている．これらの項目を次の④〜⑧の章にそれぞれ記載する（「すべきこと」欄中の章立てを参照）．

- 日時／場所／診療科……………………④
- 医療機関名／所在地／連絡先…………④
- 医療機関の管理者氏名…………………④
- 患者情報（性別／年齢等）……………④
- 医療事故調査の項目，手法および結果
    - ⅰ）調査の概要（調査項目，調査の手法）……………④
    - ⅱ）臨床経過（客観的事実経過）………………………⑤
    - ⅲ）事故の原因とその背景の分析………………………⑥
    - ⅳ）再発防止の指針………………………………………⑦
    - ⅴ）医療側当事者や遺族の意見がある場合，その旨…⑧

①委員会設置の趣旨と役割

　設置の目的は，医療安全の確保であり，医療従事者個人の責任追及を行うものではないことを明示する．医療事故の事実認定を行い，発生原因をその背景までも含めて究明することを目的とする旨記す．

【例】
> ○○病院院内事故調査委員会は，○月○日，○○（場所）において発生した医療事故につき，客観的な視点から協議し，原因究明を行い，○○病院における医療の安全と質の向上のために本報告書を提出する．

②委員会の構成メンバー

　医療職委員は，所属と専門領域を，非医療者委員はどのような立場の人物かが分かるように記載する．

③委員会開催日時とその概要

　委員会の開催日時（開始時刻と終了時刻を含む），場所，開催委員会毎の参加メンバー，各委員会で行ったことの概要を簡潔に記載する．

【例】

> 第○回　平成○○年○○月○○日　15：00～21：00
> 　出席者：A委員長，B委員，D委員，E委員
> 　欠席者：C委員
> 　概　要：X医師およびY看護師からヒアリングを行った．
> 　　　　　また，病院報告書および保全されている記録類から事実経過の確認を行った．

④事故の概要

　事故の概要として，以下の内容を含め，どのような事故であったかを簡潔に記載する．すなわち
　　ⅰ）患者情報（性別，年齢，既往歴）
　　ⅱ）当該有害事象に係る入院あるいは受診に至った経過
　　ⅲ）有害事象発生前の患者の状態
　　ⅳ）有害事象発生時の状況
　　ⅴ）有害事象発生後の処置とその後の経過
　の順にまとめる．

⑤事故の事実経過

　病院から提出された診療経過一覧表を検討し，時系列的に患者の状態，画像を含めた検査データ，行われた処置等を示し，事故の一連の流れが解るようにまとめる．事故に直面した患者家族，医療者への聞き取り情報に関しては，客観的記録の補足情報として記載する．

⑥事故原因分析

　医学的観点から死亡に至った経緯，診療行為を分析する．事故の原因については，医療側当事者の前日までの勤務状況などを含めた労働環境，教育体制，機器の整備状況，施設管理上の問題点，医療者間，医療者と患者間のコミュニケーションなど，幅広く事故の背景を検討する．
　とくに配慮する項目は以下のとおりである．
　　ⅰ）診断の医学的評価
　　ⅱ）適応の判断および医療行為選択
　　ⅲ）インフォームドコンセントの妥当性
　　ⅳ）行った医療行為の医学的評価
　　ⅴ）医療行為前後における患者管理の妥当性

ⅰ）診断の医学的評価

　治療や処置を行う根拠となった診断，病態把握について記載する．診断が確立しないままに診療行為を行わねばならない病態も多いが，事故の発生したその時点及びその病院の置かれた状況下での，診断，病態把握のための検査，処置等の内容など，その妥当性について価値判断を下すのではなく，振り返ってなぜ，そのような診断が下されたかについて記載する．

ⅱ）適応の判断および医療行為の選択の医学的評価

　それぞれの治療経過の段階，事象の発生したその時点及びその病院の置かれた状況下で別の治療手段，あるいは治療を行わないという選択肢があったかどうか，いずれが望ましい治療法に含まれるかという観点で評価する．標準的な治療が唯一であることは少なく，したがってそのような選択肢が，効果とリスクを考慮して，当該患者にとって望ましい治療行為の中に存在したかどうかという評価を行うことが必要なのであって，その治療手段のみがとるべき手段であったという規範的評価を行うべきではない．

　治療行為が一般的治療方法であったかどうかの判断の根拠としては，各学会で示されるガイドラインや，医師一般に知られている治療方針に沿ったものから大きく外れていないかを基準とする．しかし，ガイドラインが適用できる疾患や状況は限られており，また，ガイドラインが現状の保険診療で行うことが可能な範囲を超えている場合や，望ましい将来的な理想的指針としてまとめられている場合もあるので，その点には注意が必要である．

ⅲ）インフォームドコンセントの評価

　当該医療行為について，①患者の病名・病態，②目的・必要性・有効性，③伴う危険性とその発生率，④代替可能な医療とそれに伴う危険性および発生率，⑤なにも医療を施さなかった場合に考えられる結果等が，患者あるいはその家族等に理解されるように説明されていたかを，診療録，同意文書，あるいは当事者からのヒアリングによって明らかにする．

ⅳ）行った医療行為の医学的評価

　手技（直接の医療行為）や手術・処置体制について，背景事情を踏まえ評価する．評価にあたっては，手術・処置が事象の発生したその時点及びその病院の置かれた状況を十分に考慮する．その条件下で行った医療行為の手段の相当性について，評価を記載する．具体的には，術者の技量やチーム医療におけるチーム体制・指導体制の適切さなどを，当該病院のその時点の視点で評価判断することになる．手段に疑問がある場合には，医療者個人の行為の妥当性に有害事象の原因を求めるのではなく，事故を防ぐことができなかった背景や仕組みに言及するべきである．

ⅴ）医療行為前後における患者管理の医学的評価

　　時系列や客観的な記録により，患者の容体に対して，どのような判断にもとづく術後管理，経過観察が行われたか，当該施設の医療体制を勘案し評価する．

⑦シンプルヒューマンエラーの原因分析

　　単純な確認のエラー，伝達のエラーが有害事象と関連したと思われる事例においては，医学的な死亡原因の評価だけでは十分ではなく，それがもたらされた背景の分析が重要となる．

　　たとえば，医師の口頭指示が，看護師に間違って伝達され薬剤が誤投与されたような事例では，指示出しと指示受けのマニュアルが整備されていたか，マニュアルの内容や職員への教育と日々の確認・指導監督は十分であったかといった視点が必要になる．さらには，口頭指示は原則行わないとした院内ルールがあった場合，そのルールを逸脱してまでも実施するに至った現場の状況まで考慮することが求められる．

　　また，抗がん剤の過量投与の事例であれば，抗がん剤治療のレジメンが院内でどのように管理されていたか，患者への抗がん剤の処方がどのように決定されたか，その処方を監査する体制は存在したか，処方する医師はどのような教育的背景を有していたか，過量投与の発見後の治療が適切であったか等について，プロセスを評価する視点が必要である．

　　シンプルヒューマンエラーは，ある意味で避けがたいものであるが，大多数のエラーはむしろ定型的なものである．医療安全においては，既知のエラーを避けるための仕組みづくりに日々取り組むことが必須であるが，シンプルヒューマンエラーが生じた場合には，それを回避する基本的な対策がとられていたか否か，病院等の管理，教育，システムづくりの観点から評価して記載しなければならない．

再発防止のための指針の好ましい示し方は？

　　事故調査報告書には，病院が具体的な再発防止策を策定するための概論的な指針を示す．指針は，事故原因の分析によって得られた根本的な原因を踏まえたものとするべきであり，精神論的，あるいは抽象的な記述は避けるべきである．

　　「人はだれでも間違える」ことを前提として，間違いが起こる頻度を減らし，間違いが生じた場合にも，患者への影響を最小化するための仕組みを普段から形作ることを促すものでなければならない．

　　事故調査報告書で具体的な防止策に言及する場合においても，防止策が明らかで実行が容易である場合を除き，あくまでも概略の提言や，選択肢の提示にとどめ，

個別の防止策は当該病院が自ら策定するべきである（13章参照）．また，再発防止策が適切に実行され，効果をあげたことを評価する期限を示す．

報告書の最終稿をまとめる前に，報告書のドラフトを当事者に閲覧させ，本人の意見を求め，内容や表現に当事者の要望がある場合には，「不同意」を含め，本人の意思を付記する．

やってはいけない"だれだれ"分析にもとづく責任追求型報告書例

本来，「なぜなぜ分析」によって組織文化や組織の仕組み，組織のガバナンスに潜む根本原因をあぶり出し，再発防止につなげる報告を作成するべきだが，実際には，これとは真反対に，できごとの個別の背景を問うことなく，"だれ"かの過失に原因を求め，むしろ事故の背景を問わない責任追求型報告書がつくられることが多い．＜参考＞に示すような事故報告書は，原因分析と再発防止に役立たないだけではなく，医療に対する信頼を損なうものである．

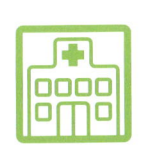

＜参考＞ "だれだれ" 分析にもとづく責任追求型報告書例

［病院事故報告書］
・・・・・・・・・・・・・
3章　問題点の抽出
1）死亡事例の医学的検証
　（1）　術前評価
　　　全8症例で，……が術前に実施されていなかった．また，……も検査されていなかった．主治医によれば，……を測定したとしていたが，その結果を診療録で確認できたのは2例であった．肝胆膵外科が専門の外部委員によれば，……必要な検査項目とのことである．以上のことから，……，術前評価が不十分であったと判断される．
　（2）　インフォームドコンセント
　　　……説明同意書や診療録の記載からは……説明がなされていたことを確認できなかった．また，遺族への聞き取りでは，……説明がなされたとの証言は得られなかった．
　（3）　診療録記載内容
　　　いずれの8症例においても日々の診療録記載が乏しく，手術適応，検査や治療の方針決定の判断等における当該主治医の思考過程に不明な点が多かった．

2）死亡事例の医学的検証（個別事項）
　（1）　患者A
　【診断】……
　【術式】……
　【術後経過】……術後66日目に多臓器不全で死亡．
　【検証結果】
　　①手術前のインフォームドコンセント……．不十分な説明であったと判断した．
　　②不十過大侵襲であった可能性があった．
　　③大侵術中操作に何等かの問題があった可能性が高い．再手術を含めた止血手技の検討，……の対応により，異なる経過をとった可能性もあった．
　　④以上のことから，過失があったと判断される．
　（2）　患者B
　【診断】……
　【術式】……
　【術後経過】……多臓器不全の状態で術後26日目に死亡．
　【検証結果】
　　①手術前のインフォームドコンセントにおいて，……不十分な説明であったと判断した．
　　②十分その時点で開腹しての止血も検討するべきであった．
　　③以上のことから，過失があったと判断される．

・・・・・・・・・・・・・
　（7）　患者G
　【診断】……
　【術式】……
　【術後経過】……多臓器不全の状態となり，術後59日目に死亡．
　【検証結果】
　　①手術前のインフォームドコンセントにおいて，……不十分な説明であったと判断した．
　　②……事前に考える必要があった．……手術の適応を検討することが必要であった．
　　③術後，……縫合不全があり，術中操作に問題があった可能性がある．
　　④以上のことから，過失があったと判断される．
　（8）　患者H
　【診断】……
　【術式】……
　【術後経過】……術後46日目に……多臓器不全の状態で死亡．
　【検証結果】
　　①手術前のインフォームドコンセントにおいて，……不十分な説明であったと判断した．
　　②十分手術後肝不全に至った可能性がある．手術前に……慎重に術式を検討する必要があった．
　　③手術後の……早期の適切な対応により異なる経過をとった可能性があった．
　　④以上のことから，過失があったと判断される．

11 事故調査報告書の取り扱いと公表

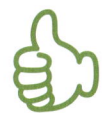

すべきこと
- 院内事故調査委員会は，病院長に対し事故調査の結果を報告する
- 病院は，報告書に基づき患者・家族に対して説明する
- 医療事故については，遺族の同意の有無にかかわらず，匿名化の上，その調査結果を医療事故調査・支援センターに報告する

してはならないこと
- 患者・家族の同意を得ることなく，報告書を公開してはならない
- 過失の有無で公表・非公表を判断してはならない
- 再発防止のための重要な要素がある場合は非公表としてはならない
- 個人の特定が容易な場合は，たとえ匿名であっても，当事者の承諾なく公表してはならない

望ましいこと
- 再発防止に役立つ場合には，積極的に公表する．その場合には
  ①院内事故調査委員会の設置が決定した段階で，患者・家族，医療者当事者に報告書を公表することを説明し同意を得る
  ②匿名化は言うまでもなく関係者のプライバシーにも最大限配慮したうえで院内事故調査報告書を公表する
  ③病院として，予め定めた公表基準に従い，有害事象を隠さず情報開示する姿勢を院内掲示等により明示する
- 報告書のすべてを公表することが望ましい．ホームページ等で公表してもよい
- 現場医療者など関係者について匿名化したうえで，報告書を遺族に交付する
- 遺族への説明は，遺族の望む方法（報告書を渡す，口頭で説明するなど）で行う
- 迅速に広く伝える必要があれば，病院として病院長が記者会見を行う

調査前に事実関係を公表することが望ましいか？

医療事故の事実を社会に迅速に広く伝える必要があると判断した場合には，院内事故調査委員会の開催を待たず，医療事故の事実を公表することを検討するべきであろう．ただし，公表する場合には，事実関係の詳細は調査の結果を待つこととし，

調査を公正に行う姿勢を明確に示すことが望ましい．なお，公表にあたっては，守秘義務に配慮するとともに，当事者の心情にも十分配慮することが必要である．

調査結果の報告①
――医療事故調査・支援センターへの調査結果の報告の方法は？

医療事故調査を終了した時は遅滞なく，書面またはインターネット上のシステムで，医療事故調査・支援センターに調査報告書を提出する．ヒアリングの資料など院内の内部資料の添付は行わない．

調査結果の報告②
――事故調査報告書の当事者への説明と公表の仕方は？

事故調査報告書は，院内事故調査委員会から病院長に対して提出する．病院長は，医療事故の調査の場合には，医療事故調査・支援センターに報告する前にあらかじめ遺族の代表者に対し，医療事故調査・支援センターに報告するのと同様の内容を説明する．説明の方法としては，口頭または書面など適切な方法で行うが，遺族の希望する方法があるときには，その方法で説明するように努める．患者・家族に対する説明は，病院の説明責任の一環として行うものであり，医療側当事者への説明に優先して行うことが望ましい．また，事故調査委員会が病院長へ報告を行う際，患者・家族から同席の希望があった場合は，その希望に添うように配慮する．事故調査報告書の概要は，その後で公表されることが望ましい．患者・家族が，報道によって初めて事実関係を知るようなことはあってはならない．公表の目的は，当該医療事故から導かれる教訓を広く共有し，医療における安全と質の向上に役立たせることである．

公表の方法としては，病院ホームページでの公開が一般的と思われるが，ホームページがなければ院内掲示もひとつの方法である．

公表の時期は，社会的影響等を考慮し事故調査報告書の提出後，速やかに行う．

○公表する医療事故の範囲及び方法
予め公表基準を決めておくべきであるが，参考までに国立大学病院の公表基準を＜巻末資料2＞に示す．

12 患者・家族への対応

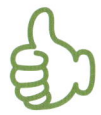

すべきこと

- いかなる場合も，患者・家族への心のケアを大切にし，良好な関係を築くことに配慮する
- 患者・家族が質問・苦情・不安について，いつでも話せる院内の対応者，相談窓口の電話番号，連絡先を伝える
- 治療費の請求は，患者・家族の心情を考慮しつつ病院としての方針が決まるまで保留する
- 緊急対応会議で医療事故に該当すると判断された時には，医療事故調査制度の仕組みと今後の流れについて，十分に説明し理解を求める

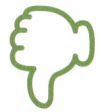

してはならないこと

- 医療側当事者が患者・家族に率直な気持ちを表すことを制限してはならない
- 患者・家族に対して，どんな場合も，「隠す」，「逃げる」，「ごまかす」ことをしてはならない

望ましいこと

- 「医療対話推進者」を配置しておく，「医療対話推進者」がいない場合は，速やかに選任する
- 患者・家族が望む場合に，院内事故調査委員会の傍聴が可能であること（ヒアリングを除く）を伝える
- 調査の経過について定期的に説明し，記録を渡す

病気に起因した出来事の場合に，患者・家族にはどのように対応するか？

　病院は，過誤の有無にかかわらず，有害事象に遭った患者・家族の気持ちに寄り添うことが大切である．医療事故に遭った患者やその家族は，①原状回復　②真相究明　③反省謝罪　④再発防止　⑤損害賠償の五つの願いを持っているとされる．こうした患者・家族の願いを理解し，誠意ある対応の3原則の徹底，すなわち，隠さない（＝信用の保持），逃げない（＝誠実な対応），ごまかさない（＝正確な情報提供），といった姿勢が重要である．

　「速やかな謝罪」をすることに対しては，病院や医療従事者の抵抗が大きいかも

しれないが，患者の取り違えや投薬ミス等の明らかな間違いは，その間違いが明らかになった時点で直ちに謝罪すべきである．

　間違いがなくとも，重大な有害事象に遭った患者・家族に対して共感と遺憾の気持ちを示すことが大切である．合併症が患者の病気に起因していると考えられる場合でも，医師は治療によって被害を受けたと主張する患者・家族に対し注意深く対応すべきであり，合併症は医療行為がきっかけで起こるものなので，そうした主張について真剣に考慮しなければならない．

　患者・家族は医療行為について完全には理解できないこともあるので，患者・家族の心配が根拠のないものであるとしても，十分かつ共感的な説明が何よりの治療法となり得る．いずれの場合であっても無視されることは患者・家族にとって耐え難い苦痛である．医師がケアの継続を保証し，治療上の良好な関係を築くために配慮することも重要である．

　有害事象を経験した患者も医師も，お互いに距離をおきたいという感情を持つことがあるが，有害事象にあった後の患者や家族は，むしろ医師による通常以上のサポートを必要としている．

患者・家族の対応はだれがする？

　医療従事者は，概して医学的な妥当性にとらわれてしまう傾向があり，無意識のうちに専門的な説明になって，保身的に説明しているとの印象を与えかねない．さらに，対応する者により説明がばらつくと，患者側当事者が不審を抱くこととなりかねないため，病院として患者側当事者に一貫した対応をする必要がある．主治医と患者・家族間の意思疎通が良好な場合には，たとえ当事者であっても，主治医が患者・家族への対応を行うべきであるが，当事者間の関係が紛糾している場合には，早期から病院を代表した担当者が患者・家族との対応を担うべきである．

　遺族が直面している心理的，経済的な問題に応じて，ソーシャルワーカーや臨床心理士，場合により精神科医によってケアが提供されるとよい．また，病院として「医療対話推進者（メディエーター）」（**コラム1参照**）を配置しておくとよい．

院内事故調査のことは，どのように伝えればよいか？

　緊急対応会議において，医療事故に該当すると判断された時には，遺族に対し，医療事故調査制度の仕組みと今後の院内事故調査の重要性を説明して，ヒアリングへの協力，死亡事例においては病理解剖や死亡時画像診断（Ai）への承諾，事例の公表等について必要な同意を得る等の要請を行う．調査の経過については随時説

コラム1　「医療対話推進者」とは？　病院側？　患者側？

　「医療対話推進者」は，病院長から委譲された権限に基づいて，患者・家族支援に関する医療機関内の医療安全体制の構築に参画し，医療安全管理部門，医療各部門，事務関係部門や，各種委員会と連携しつつ，患者・家族から寄せられた相談等に対して，医療機関として組織的に対応する．また，患者・家族支援体制として，職員への教育・研修，事例の収集と分析，対策の立案，患者・家族からの相談等への対応を含めた体制作りに努める．これらを通じて，患者・家族支援体制を組織に根付かせ，医療機関において，医療者から患者・家族に説明を促し，患者・家族と医療者の対話を推進し，説明と対話の文化を醸成する役割を担う．病院側でも患者側でもなく，両者への架け橋の役割を担うものである．

　診療報酬の「患者サポート体制充実加算」の疑義解釈（平成25年3月21日付）において"医療有資格者以外の者に必要な研修"として，医療機関内で患者・家族と医療従事者との十分な対話や意思疎通が円滑に行われるための支援を行う者の業務の指針と，その養成のための研修プログラムの作成指針を定めた「医療対話推進者の業務指針及び養成のための研修プログラム作成指針（平成25年1月10日付医政総発0110第2号厚生労働省医政局総務課長通知）」の内容を満たすものであり，研修期間は通算して20時間以上又は3日程度のものであると示されている．

　なお，その要件を満たす研修として「公益財団法人日本医療機能評価機構」が主催するものが示されており，「一般社団法人日本医療メディエーター協会」，「NPO法人架け橋」などが実施する研修が厚生労働省保険局の認定を受けている．

※「医療対話推進者の業務指針及び養成のための研修プログラム作成指針　―説明と対話の文化の醸成のために―」
http://www.mhlw.go.jp/topics/bukyoku/isei/i-anzen/hourei/dl/130110-2.pdf

明し，進行を理解できるように議事録の要旨を渡すことが望ましい．患者・家族が院内事故調査委員会の傍聴を望むときは認めることが望ましい．

治療費の請求は，いつ？

　有害事象発生後，病院の過失が明確な場合及び過失が不明確である場合は「有害事象の分析結果が出るまでの間」の治療費の請求は，患者や家族の心情を考慮し保留する．

　患者にとって，このような重大な時期に請求書を出されるということは屈辱的であり，医療者に対し失望感を抱くこととなるばかりか，有害事象に適切に対応して

いるといった病院全体の信頼も失わせることにもなる．

コラム2　医師が臨終に立ち会わなかったことに対する遺族の不満

＜医療安全担当者は，そのとき＞

　血圧，意識レベルともに厳しい状態にある高齢の入院患者について，夜間当直中に病状急変の知らせを受けたが，救急搬送の患者と重なったため対応を看護師に任せざるを得ず，駆けつけたときには息を引き取っていた．担当医師が，ご遺族に事情を説明したところ強い不信感をあらわにされた．「どうしたらいいだろう」と相談を受けた．

＜どうする？＞

　「医療安全管理の仕事ではありません．ご遺族と医療者の間に立って，ご遺族の気持ちに寄り添い，双方が対話によって合意を形成できるよう支援する医療対話推進者もしくはその役割を担う職員にお願いしましょう．」と伝えるのが適切である．

　まず医師に，「患者は急変の可能性があると，予め伝えてあったか？」ということを確認する．患者（または家族に）急変の可能性を伝えてあったのであれば，家族の気持ちの整理がつかないか，また亡くなり方を不審に感じているかもしれないので，お話をよく聴き，改善点を見つけるために医療対話推進者もしくはその役割を担う職員を介入させる．予め急変の可能性を伝えていなかった場合は，主治医含め，当直医師，看護師で，なぜ急変が起きたのかを，誠実に説明する必要がある．

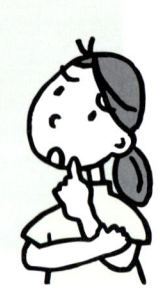

コラム3　救命困難な事例についての説明を求められた

＜医療安全担当者は，そのとき＞

　自然経過としては珍しいが，患者の体質の制約があって救命が困難であった．担当看護師が医師の救命措置に強い非難感情をもっている．医療安全担当者は，当事者の医師から，遺族への説明を頼まれた．

＜どうする？＞

　「私たちが扱う事案ではありません．先生ご自身でご説明されるのが一番です．医療対話推進者に依頼してご遺族とのお話に同席してもらいましょう，医療対話推進者ならご遺族と医療者の間に立って，ご遺族の気持ちに寄り添い，双方が対話によって合意を形成できるよう支援してくれますよ．」

患者・家族への対応 12

コラム4 一人の遺族が強い不審を示す

＜医療安全担当者は，そのとき＞

自然経過と思われるが稀な死亡例で，遺族のうち長男が強い不審感情をあらわにしている．

＜どうする？＞

「メディエーションの場を設定し，ご遺族のお話をよく聴きましょう．ご自宅に帰る時間を急がせず，ご家族のペースに合わせましょう．医療対話推進者がご遺族の気持ちに寄り添い，双方が対話によって合意を形成できるよう支援してくれますよ．」

親族の急な死を家族が受け容れられないのは当然のことで，それが不審感情として表れる場合もある．そのことよくわかって，家族のペースに合わせ，家族の話をよく聴く時間をとることが大切である．

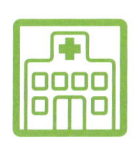

13 有害事象を経験した医療者への支援

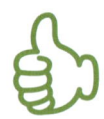

すべきこと

- 有害事象発生後は，患者・家族への支援と共に，医療側当事者（以下，当事者）への支援が必要である
- 医療システム上の根本原因を明らかにし，組織として当事者を支援する
- 院内事故調査のヒアリングは内部資料で，外部に公表されるものではないことを伝え，協力を求める
- ヒアリングに当たって，弁護士を同席させることも可能であることを伝える
- 院内事故調査報告書は，再発防止のためのもので，医療事故に該当する時には，報告書を医療事故調査・支援センターに提出し，遺族に説明するために用いるが，それ以外の用途に使われる可能性もあることを，あらかじめ医療側当事者へ伝えておく

してはならないこと

- 事故の責任が当事者個人にあるような職場の雰囲気をつくってはならない

望ましいこと

- 当事者の家族への経過の説明や言葉がけをすることが望ましい
- 悲嘆にくれる遺族に対して病院として率直に同情の意を示すべきであるが，当事者の希望があれば，その場に同席させることが望ましい．当事者が率直な気持ちを示すことは，患者・家族との信頼関係を修復する機会となるばかりでなく，当事者自身の傷ついた心の救いになる．ただし医療側の関係者は，病院長，医療安全担当者および当事者だけでなく，上司，事象に関係した他の診療科など多彩であり，特定の当事者を前面に立てる際には本人の姿勢を尊重するべきである
- 当事者が必要な支援が受けられているか，組織全体で再評価して継続的支援に活かす

【有害事象を経験した当事者である医療者には，基本的にどう対応するべきか？

　患者や家族と同様に，有害事象の当事者となった医療者（以下，当事者）も精神

的に大きなダメージを受けている．患者・家族に与えた影響が大きければ大きいほど，また患者や家族の可罰感情が強い場合や紛争化している場合ほど，強い影響を受けることになるため，事故発生後は，医療側当事者への支援が必要である．

シンプルヒューマンエラーによるものは，意図的ではなくても個人に責任をとらせようといった懲罰的な職場の雰囲気になりがちである．このことが組織としての支援を曖昧にし，対応を複雑にする．

当事者は，羞恥心や強い自責の念あるいは自己防衛の葛藤から心身に変調をきたし，真相究明に必要な事実関係の説明や報告ができなくなることがある．このような場合には，事情聴取・情報収集・分析が十分にできないので，個人の責任に帰結してしまい，結果として当事者は，他の職員や組織から孤立したように感じ，深い羞恥心や罪の意識から，しばしば離職に追い込まれることがある．このため当事者への支援態勢（後述）を病院として十分に考慮しなければならない．

偶発的にシステムエラーに遭遇した医療者が，自らが受けた衝撃的なダメージから回復していくためには，有害事象の根本原因が医療システム上にあることを明らかにし，組織として責任を持って支援して行くことが重要である．当事者を適切に支援することが，有害事象の再発防止ばかりではなく，その職員の再起と職場のマネジメントにとって不可欠である．

有害事象発生直後，当事者をどうケアする？

①心理的なダメージの軽減

重大な有害事象の当事者は，事故発生直後，パニックやショック状態に陥りやすいため，心理的なダメージを最小限にし，回復を促すために，速やかに業務から外すことを検討する．これは，さらなるミスやエラーを防ぐうえでも重要であるが，業務から外された当事者は，疎外感から精神的ダメージを増幅する場合もあるため，その期間中，当事者との連絡を密にし，当事者の心情を慎重に考慮して休養期間を設定し，状況に応じて判断する．不必要に休養期間が長くなった場合には，当事者が復帰する際に"敷居の高さ"を感じ，復帰不能から離職に至ることも多い．

②一人にしない

当事者のショックや動揺が激しい場合には，同僚や友人，可能であれば当人の同意を得たうえで家族を呼び，一人にしないなどの配慮も必要である．

③勤務上の配慮をしながらショック反応からの回復を図る

発生直後には，なぐさめるよりも，表出される感情を受け止め，動揺が強い場合には休暇を与えるなど勤務上の配慮をしながら，ショック反応からの回復を図って

いくことが必要である．また，現代のネット社会では，かなりの困難を伴うことを念頭におき，プライバシーの保護，他の情報と照合しても個人が識別できないように十分注意し，守秘の重要性を関係者に徹底する．

④異常が認められたとき

　当事者に，その場の状況にそぐわない反応や，周囲の者が違和感を抱くような反応を認めた場合には，経過を追って精神状態を把握する視点をもつことが必要である．

業務上は，どんなことに配慮すべきか？

①業務上のストレス軽減

　担当業務からはずすこと，休暇を与えることが望ましいが，それができない場合でも心理的負担感が大きい重症患者の受け持ちや，夜勤等の緊張や集中力を要する業務を外すなどの対応が必要である．

②業務負担等に配慮

　部署・部門全体が混乱し，業務遂行が困難にならないように当事者はもちろん，周囲の職員への業務負担等に配慮する．このことは，当事者への支援を行っていく環境を整えるうえでも重要である．

③周囲の業務負担

　周囲の職員への業務負担等のしわ寄せが強い場合には，周囲の職員の出口のない怒りの感情や不満が増大し，それが組織への不信感，当事者への非難につながりがちである．業務の調整は当該部署・部門に任せるだけでなく，部署や部門を超えた支援体制について，病院長の理解と判断，調整が必要である．

ショックから回復し，立ち直るために必要不可欠なプロセス

　有害事象は，システムエラーが個人のヒューマンエラーを誘発するかたちをとって発生する．当事者が，事故によるダメージから回復して行くためには，組織が事故の真相を究明し，根本原因となったシステムエラーを明らかにし，個人の問題に帰結させることなく施設の問題として取り組むことが重要である．

　当事者にとって，真相究明は自分のミスやエラーと向き合うことでもあり，強いストレスや心理的負担となる．当事者のこうした心情に配慮することは重要ではあるが，真相究明は患者・家族と当事者双方にとって，事故の衝撃から回復し，立ち直るために必要不可欠なプロセスでもある．

　そのためには，当事者ばかりでなく周囲の職員の業務負担等を最小限にしながら，事故の調査・分析の手法や手順を学習し，真相究明につながる仕組みを理解するこ

とが必要である．

当事者への支援態勢は，どうあるべきか？

　有害事象の重大さや患者・家族の受け止め方などによっても，当事者が受ける影響や支援の必要となる期間は異なるため，病院として当事者のニーズを見極めたうえで，多様な提供内容を含んだ，長期的な視点での支援を行うことが大切である．

　場合によっては，弁護士を選任するように勧めることも必要であろう．当事者が医師賠償責任保険に加入している場合には病院側の顧問弁護士以外に自ら弁護士を選任することを勧めてよい．事案が紛争化した場合は，病院と医療者個人の利益相反が生じうるので，医療者自身で弁護士を選任することが望ましい（看護師の場合は，地方の看護協会で弁護士を紹介している）．医師が刑事特約のついている医師賠償責任保険に加入している場合には，訴訟関連費用の負担は軽減される．

　当事者の支援の方法は，大きく分けて環境支援型サポートと情緒支援型サポートがある．現状や将来への不確かさが不安を強めるため，現在わかっていること，今起こりうることについて，適切な情報を伝えることが必要である（環境支援型サポート）．また同時に同僚や友人など身近な人々が支持的な態度で接すること，安心して話しができる場をつくること，表出された感情を共感的に受け止め，苦悩に寄り添うかかわりは，当事者に安心感を与える（情緒支援型サポート）．

　しかし，上司をはじめ職場の対人関係には利害関係が伴うことや，周囲に迷惑をかけたくないという気持ちから，当事者は感情を表出しにくい状況にもある．第三者的な立場での支援，精神的な健康を回復するために，心の専門家の援助が必要な場合には，精神科医師，リエゾン看護師，臨床心理士，医療対話推進者など，組織で活用できるリソースを紹介し，つなげることが必要である．

　当事者の支援ニーズは事故後の経過に伴い，多岐にわたり，変化する．病院内外の多様なリソースによる支援が，タイミングよく，そして長期にわたり途切れなく提供されるように，組織内の支援体制を整え，それらを活用できるように情報提供することが必要である．活用できるリソースや，組織内の仕組みについては，事故発生以前から，周知しておくことも重要である．

　当事者となった医療者を見守る家族にとっても，ショックや動揺が強いことがある．当事者と同様に，見守っている家族へも病院側からの経過の説明や言葉かけが必要である．当事者の精神的な回復を促すためには，家族の存在や家族の支援は重要である．少なくとも，当事者が通常の生活に戻れるまでは，施設側から定期的に家族へのねぎらいの言葉かけを行うとともに，当事者の生活状態についても家族と情報交換することが望ましい．

院内事故調査におけるヒアリングの注意点は？

院内事故調査のヒアリングは内部資料のため，公表されないことを医療当事者に十分に理解してもらい，調査に協力してもらう．ただし，法的責任は，医療事故調査とは別の問題のため，当事者には弁護士を同席させてもよいことを伝える．また，院内事故調査報告書については，遺族側が他に利用することを妨げるものでないことを伝える．

裁判や補償問題に関わる支援は？

有害事象が民事裁判，刑事裁判として扱われ，当事者個人が訴えられた場合であっても組織として支援する．

刑事告発を受けた場合には，病院の支援もほしいが，組織としての対応ではなく，あくまでも個人として対応することになる．病院が訴えられた場合には，当事者の協力を得るとともに，組織として裁判にかかる費用や休暇の補償弁護士など専門家への相談する方法などを含め，必要な情報を提供し支援することを伝える．

当事者支援は，やりっぱなしでいいか？

当事者が必要な支援が受けられているか等について，組織全体で，関係者と定期的に振り返りを行い，不足部分を補い修正をしながら関わっていくことが必要である．

次の項目が評価の目安となる．
・患者や家族のことを配慮した支援内容か
・事象に関係した職員が必要としている情報が提供できたか
・事象に関係した職員が抱える困難な状況が改善できたか
・予測される課題への事前対策を準備できたか
・当事者のストレスを少しでも軽減できたか
・常に当事者の意向を第一として，行きすぎた介入をしていないか
・医療事故の真相究明・再発防止につながっているか
・当事者が不利益を被る状況を予測し，対応しているか
・最新の知見や情報を入手できているか
・対応不可能なことを安易に引き受けていないか

支援内容の評価は支援が終了してから行うのではなく，支援を行いながら同時に評価していくことが大切である．

コラム1 医療者間のコンフリクト

＜医療安全担当者は，そのとき＞

　自然経過として十分にありうる死亡であるが，ご遺族はその死について不審感をもっておられ，看護師（複数）がご遺族に同情的な感情をもっている．医療安全担当者は，死亡した患者を担当した二人の看護師から第三者機関への届出をしないのか，と尋ねられた．

＜どうする？＞

　医療安全担当者は，第三者機関への報告を提案してきた看護師に，第三者機関に報告すべきだと考える理由を尋ねるべきでしょう．その理由がご遺族の不満からきていると思われる場合は，第三者機関への報告は，ご遺族の不満の有無によって判断するものではないことをきちんと伝えます．第三者機関への報告をする条件については，法的に明確に定義されています（本書4章参照）．

　看護師自身が医療行為に不審感を持っている場面には，医療行為が医療水準に則っていたか否かを判断し，医療水準からの逸脱がある場合，そのことについて医局長に情報を提供し，医局としての改善案の提出を依頼し，院内の医療安全管理委員会で検討する．

　医療者間のコンフリクト・マネジメントは医療対話推進者の役割である．院内メディエーションの場を設け，医療者間の対話の機会をつくるべきでしょう．自然経過として十分にありうる死亡だと考えている医師と，遺族とともに，その死に不信感を抱いている看護師との間に医療対話推進者が入り対話を促すことにより，お互いにコミュニケーション不足に気付き，理解が深まることが期待できます．

コラム2 過誤と因果関係不明の死

＜医療安全担当者は，そのとき＞

　入院中の高齢者の死亡について，投薬の誤りがあったと，担当医から相談を受けた．ご遺族は何の不審ももっていない．

＜どうする？＞

　「まず，可能性があってもなくてもご遺族にご説明しましょう．因果関係は不明なので，病理解剖を勧めるべきですね．院内調査の要不要は緊急対応会議で検討することになります．」

　医師にその投薬の誤りは，患者の生命を縮めた可能性があるか確認し，その結果可能性があった場合，そのことについてご家族に説明します．その後，病理解剖を勧める．そのプロセスを記録に記載します．

14 再発防止策の策定と実施状況の検証

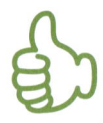

すべきこと
- 病院は，再発防止策が明白で実行が容易であれば，院内事故調査を待たずに速やかに実行する
- 事故調査報告書において示された再発防止の指針に基づき，具体的な再発防止策を策定し，実施する
- 事故調査報告書において示された期限までに，再発防止策の実施状況と効果を検証する
- 再発防止策を病院内で周知させ，関連部署の職員に十分な教育を行う

してはならないこと
- 院内事故調査報告書に拠らずに，トップダウンの指示のみで再発防止策とするべきではない

望ましいこと
- 具体的な再発防止策を講じるため，院内の医療安全委員会から，当該部署を含む多職種の代表メンバーで構成される再発防止策検討チームを立ち上げ，検討する
- 再発防止策は，初期段階（実施後2～3カ月）で実施状況を評価し，実効性を高めるように努める
- 検証するための評価方法を具体的な再発防止策を講じた際に決めておく
- 検証結果を患者・家族に説明する
- 検証結果の概要は，院内の公表基準に従い公表する

再発防止策の策定は，だれがする？

　院内事故調査委員会は，原則として病院等のシステム上の再発防止の指針を示すが，再発防止策を立案し，実行に移す主体は，あくまでも病院であり，現場の医療者である．

　病院は事故調査報告書に示された再発防止のための指針に基づき，院内の医療安全委員会から，当該部署を含む多職種の代表メンバーで構成される再発防止策検討チームを立ち上げ，具体的な再発防止策を策定しなければならない．なお，医療側当事者の出席は，事故によっては，心理的に過大な負担を強いることになる可能性もあるため，本人の精神的状況や意欲に配慮して決定する．また，多職種が参加す

ることの利点として，さまざまな視点からの意見が得られることや，当該事故には直接関与しなかった関連部門の職員も当事者意識を持つことが挙げられる．

　再発防止策検討チームのリーダーは，事故に関連した場面や部門に精通した職員を選任する．同チームは，概ね1カ月以内を目途に，自らの病院で実行可能な再発防止策を策定する．事故の再発防止策が当初から明白である場合や，実行が容易と思われる場合には，院内事故調査委員会の報告を待たずに，病院としての対応策を講じ，随時実行しなければならない．

　事故が起きたシステムの検討と改善策の立案には現場の意見が欠かせない．チェックリストの使用や薬剤保管場所の工夫などヒューマンエラーが起きてもそれを見落とさない仕組みを設計する．またチェックリストにもとづく流れの中に空白が生じないかなども検討する（例：電子カルテによるオーダリングの病院でICUチャートなど紙ベースでの運用部分が残っている場合に，薬剤師によるチェックが抜けることがあるので，病棟薬剤師をICUに配置するか，紙ベースのオーダリングを全廃するなどの対策が必要となる）．文献検索や，地域の中核病院への視察等によって，他院ですでに用いられている工夫を取り入れることも有効である．ただし，各病院，各現場にはそれぞれ独自の事情があるので，自分たちの現場にとって適切なかたちを工夫する．

再発防止策の実施状況は，どう検証する？

　現場と病院組織はチームワークを育み，協働して再発防止策の実施状況の検証に取り組む．PDCA（Plan-Do-Check-Act）サイクルは医療事故の再発防止策にも有効であり，とくに，実行された再発防止策をできるだけ客観的に検証（Check）することが大切である．再発防止策検討チームは再発防止策を講じる際に検証方法を定めておく．

　また，検証結果を随時患者・家族に説明し，検証結果の概要を公表することにより，実効性のある再発防止策を他の病院等にも示すことができる．

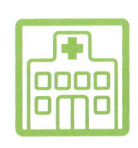

【巻末資料1】
根本原因分析（RCA）の進め方*

まず，以下の役割分担を決定する：
- 司会1名：医療安全管理者など分析方法に精通した者が望ましい．
- 事故に関連した職種の人たちに参加を求める．

STEP 1：事例を選別する（RCAは時間と手間がかかる．一部の重要事例で適用する）
STEP 2：出来事流れ図を作成する（起こった事象を時系列に従って整理する）
STEP 3：原因を追究する（出来事流れ図の各要素に対し「なぜ」⇒「答え」，「なぜ」⇒「答え」を繰り返し，原因を掘り下げる）
STEP 4：因果関係図（原因結果図）を作成する
STEP 5：原因を要約する
STEP 6：対策を立案する

STEP 1：事例を選別する

① 最重要事象を選択する
② 実害がなかったとしても，最重要事象となる事例はRCAの適用を考慮する
③ 事故の「重大性」と「発生頻度」で評価する

＜参考事例A＞
手術室内で患者を取り違えたまま手術を実施，終了後に患者を取り違えたことに気付いた．リスク評価表（米国退役軍人病院では「安全評価コード」）を使用する．

	最重要事象	重要事象	中程度事象	軽微事象
年に数回	3	3	2	1
1～2年に数回	3	2	1	1
2～5年に時々	3	2	1	1
5～30年に時々	3	2	1	1

※犯罪行為，意図的な危険行為などは，RCA実施対象外である．

STEP2：「だれが」ではなく「何が」──出来事流れ図を作成する

① 当該事例の情報を共有する．
このとき司会者または参加者全員が交互に声に出して読みあげて情報を共有する．
② 起きた事実を時間の経過にそって分解し，「出来事：いつ，だれが，何をした」として付箋紙に記載する（主語，述語，動詞を明確に示す）．
※「Who（誰が）」ではなく，「What（何が）」起きたかに注目する（事例の関係者を列挙して経過を把握する際には，個人攻撃にならないように配慮）
③ 模造紙またはホワイトボード等に付箋紙に記載した「出来事」を並べて可視化し，不足

---

*参考文献：石川雅彦著『RCA根本原因分析実践マニュアル──再発防止と医療安全教育への活用』（医学書院）

している情報を明らかにする．
※時間短縮が必要なとき：担当者が事前にこの出来事流れ図を作成しておく．
※どのようなときに「出来事」を分解するのか？：日時や人（状況など），同じ人であってもその行為の内容がかわるとき，などが目安となる．

STEP 3："なぜ・なぜ分析" ──原因を追究する

①各々の出来事に対して，「なぜ？（そうなったか）」と疑問を投げかけ，その質問を付箋紙に書いて貼り付ける．そして，その答えを付箋紙に書いて貼り付ける（質問と答えは色違いの付箋紙を使うと区別しやすい）．これを繰り返して原因を深く掘り下げていくが，一つの出来事に対して，3回以上行うことが推奨される．
②質問および答えが出なくなったとき，最後の答えが根本原因の候補となる．
※根本原因として国の制度等にまで分析が深まることがあるが，各病院等で解決し得る範囲内で，原因を掘り下げるとよい．
③このとき不足している情報がないかどうかも確認する．
※質問が出ない場合や発言が少ない場合：参加者に思いついたことを付箋紙にまずは自由に記載してもらい，それを回収する．そして時間が限られているときには，参加者からの疑問が最も多く出た出来事を主として分析を進めるとよい．

「質問」作成のポイント：
・対策に飛びつかない．まずは当然と思われることにも疑問をもつ．
・出来事として記載されている事実に「なぜ」という疑問詞をつけて，機械的に疑問文を作成してみる．
・個人を非難する結果になる際には，さらにその個人が「なぜ」そのような行動・判断をとったのか分析する．

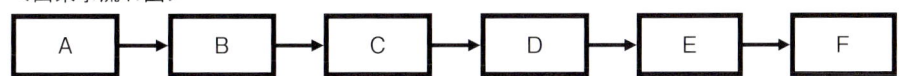

<出来事流れ図>

A → B → C → D → E → F

<参考事例 B1>
（日本医療機能評価機構　医療事故情報収集事業　医療安全情報 No.68　2012.7）
　担当医は他院からの紹介状を読み，男性患者に「ノルバスク 10mg」を処方するため，オーダリング画面を開いた．"ノルバ"と入力したところ「ノルバスク」に続いて「ノルバデックス」が表示された．10mg を処方しようとしていたため"10"と記載のあった「ノルバデックス」を間違えて処方した（☞ p.76〜77　図表参照）．

STEP 4：根本原因を抽出し，因果関係図を作成する

根本原因と事例発生との因果関係を明らかにするための図を作成する．
このとき"なぜ・なぜ分析"を見直し，分析が適切であったかどうかを確認する．

＜参考事例B＞

```
担当医は他院からの紹介状を読み
  ↓
男性患者に「ノルバスク10mg」を処方するため
  ↓
オーダリング画面を開きノルパと入力した
  ↓
「ノルバスク」に続いて「ノルバデックス」が表示された
  ↓
「10mgを処方しようとしたため10と記載があった「ノルバテックス」を処方した
```

Q 紹介状の他，患者は薬を持参してなかったのか？
A 患者は薬を持参していなかったため，早く処方しなければと焦った．

Q なぜ，10mgを処方しよう決めたのか？
A ノルバスク10mgと上限まで処方されていたため，まずは「10mg」を処方しておき，患者の状態を見ながら処方量を考えようと，「処方量」に関心が行った．

Q なぜノルパの3文字だけ入れたのか？
A オーダリングでは，3文字で薬品名が表示されるため．

Q ノルバスクの後になぜ薬品名が似ている「ノルバデックス」（乳がん治療薬）が表示されたのか？
A オーダリングで薬品名が並ぶ順が五十音順のため，薬品名が間違いやすい環境にあった．

Q オーダリングの表示の「ノルバテックス」表示になぜ動いたのか？
A 「ノルバスク」の表示は1T 25mgか5mgと表記されているが「ノルバテックス」の表示は1T「10mg」と表示されていたため目に付いた．

Q 薬品を処方する際，事故を防ぐための取決めはなかったのか？
A オーダリグの機能で取決めはなかった．

Q 間違いやすい環境でも，なぜ改善を検討しなかったのか？
A 薬が間違いやすい環境にある場合，どこで，検討するかの決まりがなかった．

A 病院では，アムロジピンベシル酸塩は他薬剤と薬品名が似ている「ノルバスク」を採用し，間違いやすい環境にあった．

A 今まで間違う事象がなかったため，そのままにした．

質問を3回程度繰り返すと，問題が洗い出されるとされている

根本原因1
オーダリングでは，薬品名の配列が五十音順で，薬品名間違いやすい環境にあったにもかかわらず，事故防止するための取決めがなかったため，処方間違いが起きた．

根本原因2
薬剤を間違いやすい状況を検討する部署の取決めと活動をしてこなかったことにより，職員の薬剤間違いの危機感が薄れ，処方間違いを起こしやすくした．

①予防すべき対象となる有害事象を左側に記載する．
　(1) 対象となる予防すべき事故は，有害事象そのものが起きたことの他に，その有害事象の影響が拡大して，悪化を防ぐべき対応に課題があったこと，なども含まれることがある
　(2) 例えば，有害事象の発見が遅れた，発見した後の対応等が遅れたなど
②"なぜ・なぜ分析"で抽出された根本原因の候補を右側に記載する．
③右側に記載した根本原因（候補）から左側に記載した有害事象を引き起こすに至る経緯を，この間に起きた事象を補足して因果関係を図示する．
　(1) 根本原因と有害事象をつなぐ経緯は，"なぜ・なぜ分析"の中に示されているはずである．
　(2) 論理的に因果関係がうまく図示できないときには，"なぜ・なぜ分析"が適切に行われていない可能性があるので，"なぜ・なぜ分析"の修正・追加を行う．

[対策立案]

根本原因のそれぞれに対応策を検討した結果，同じ対策になる場合もあるため，1対1で立案しなくともよい

根本原因	1) オーダリングでは，薬品名の配置が五十音順で，薬品名が間違いやすい環境にあったが，事故防止するための取り決めがなかったため，処方間違いが起きた． 2) 薬剤の間違いやすい状況を検討する部署の取り決めと活動をしてこなかったため，職員の薬剤間違いに対する危機感が薄れ処方間違いを起こしやすくした．
対策	1. オーダリングに関係して薬剤の間違い状況を検討する部署を薬剤部とする． 2. オーダリングの薬品名の五十音順の配列を，事象が起きにくくする配列にする． 　1) 全部署の医師・看護師にオーダリングで間違いが起こりやすい配列はないかアンケート調査を行う． 　2) 医師代表者と薬剤師検討するで危険な配列場所をアンケート結果を含め検討する． 　3) 注意しなければならない薬剤は，オーダリングの薬剤名に印を付け注意喚起を図る． 　4) 医師と薬剤師の確認に基づき，オーダリング管理者は配列を変える． 　5) 配列変更後から医師・薬剤師の配列変更後の問題点の有無を確かめる． 　6) 問題点があった場合は，薬剤師，医師，オーダリング事務局で検討し，対策をたてる． 　7) 配列を変更する際の話し合いの議事録を作成する． 　8) 配置変更後の問題点の有無とオーダリングに関する薬剤の事象の件数の比較を行い評価する． 　9) 看護師・薬剤師・医師調査の参加度より，処方に関する間違いを防ごうとする意識をみる． 　10) 上記8)，9)の最終評価の内容を院長に報告する． 　11) 評価結果を院長に報告した後，その内容を院内職種・部門に情報伝達する．
実施期間	11 カ月から
実施責任者	薬剤部長・医師代表・オーダリング管理責任者
実施後の追跡法と時期	薬剤配置変更後からオーダリングで間違いやすいと思われる配置は内科，薬剤師と医師から再調査する．配列変更後 3 カ月たってから．
評価時期	配置の変更後 4 カ月目
管理者の承認	○承認　不承認

④最終的に根本原因を同定し，何が原因で何が起こったのかを要約する．
・このとき"因果関係の5原則"にしたがって根本原因を同定する

> **因果関係図作成の5原則**
> 1. 原因→結果の関係を明確にする．
> 2. あいまいな表現を避けて正確に記載し，「不十分な」「不注意で」といった否定的表現の使用を避ける．
> 3. ヒューマンエラーは根本原因ではない！　それに先立つ原因がある．
> 4. 手順に違反した場合には，それに先立つ原因がある．
> 5. 本来業務として行うべきことに対して事前に実施を決めていなかった場合，その実施の誤りそのものが根本原因である．

STEP 5：原因を要約する

①因果関係図を下から順にたどり，因果関係に矛盾等がないか確認する．
②矛盾を感じる場合「なぜ」の質問が不適切であり，論理的な飛躍をしている場合が多い．

> **＜参考事例 B2 ＞**
> ①この病院では，中途採用者は即戦力としてすぐに外来に出されることになっていたため，中途採用の担当医に対して，薬剤に関するオリエンテーションが行われていなかった．そのため，「ノルバデックス」に"10"が表示されることを知らず，"10"に気を取られ「ノルバスク」だと思い込んだ
> 　⇒だから『担当医は"10"と記載のあった「ノルバデックス」を間違えて処方した』
> ②この病院は，ベテラン医師は定時で帰宅するため，中堅医師に多くの患者が集中し業務偏在が常習化していた．担当医は多くの患者を担当し疲れていたため，薬剤をキチンと確認しなかった
> 　⇒だから『担当医は"10"と記載のあった「ノルバデックス」を間違えて処方した』

STEP 6：対策を立案する

・各根本原因に対して，対策案・実施期限・実施責任者・実施後の追跡法とその時期を一定の書式に従って記載する．
・対策立案では，予算や院内の経営状況等を理解して，ある程度の決定権のある者がメンバーに参加していると実現可能性が高まる．
・対策は，以下のような項目について検討する：
　①実行することにより，高い効果が期待できるか
　　より強力な効果が得られる対策を，推奨される対策の階層（表）を参照して決定する
　②実行可能性（比較的容易・簡便に行えるか）
　③コストは容認できるか（費用対効果）
　④効果の持続性
　⑤他の業務への「副作用（影響)」はないか
　　・最後に管理者にこれまでの分析作業の経過と対策案を提示し，承認を伺う．
※対策の実施が適切に行われているか，医療安全管理者等が確認する．

根本原因分析に適した事例ばかりではない

　過去に国内で発生し，事故調査委員会による報告書がインターネット等でアクセス可能な事例について検証した．根本原因分析は，何らかの対策を講じていれば防ぐことができた可能性が高い事例については有効であり，一方，予期しなかった手術中の急変など，不可抗力により起こった事例については，解剖等による死因究明が適しているといえる．個々の事故内容に応じて，より適切な原因分析の方法を採用する．

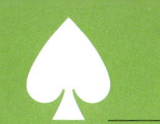

【巻末資料2】 特定機能病院の医療機能評価機構に対する
医療事故報告の範囲及び方法

患者影響レベル	内容	公表基準		
		医療過誤	医療過誤か合併症等過失の有無の判断が困難な事案	予期しなかった合併症，予期した以上の合併症等
レベル4b	永続的な障害や後遺症が残り，有意な機能障害や美容上の問題を伴う	【公表】 事故発生後速やかに行う． [報道機関に医療事故の概要について資料提供を行い，また，必要に応じて記者会見を行う]	【原則事後公表】 医療事故調査委員会等による調査結果，A 医療過誤（またはその可能性が大きい）と判断される場合は速やかに公表する． [報道機関に医療事故の概要について資料提供を行い，また，必要に応じて記者会見を行う] B 過失が特定できなかった場合 他の医療機関の事故防止につながる事例など公表することの社会的意義が大きい場合については，院長の判断により公表する．事故の概要及び再発防止策を当該病院のホームページに掲載する．	
レベル5	死亡（原疾患の自然経過によるものを除く）			【原則公表なし】 他の医療機関の事故防止につながる事例など公表することの社会的意義が大きい場合については，院長の判断により公表する． [事故の概要等を当該病院のホームページに掲載する．上半期の事例は10月，下半期の事例は翌年度4月]

(1) 別掲表のレベル4bまたは5に該当する医療事故で原因が医療過誤によるもの
①公表時期：事故発生後速やかに行う．
②公表方法：個別公表［報道機関に医療事故の概要について資料提供を行い，また，必要に応じて記者会見を行うものとする］

(2) 別掲表のレベル4bまたは5に該当する医療事故で原因が医療過誤か合併症等過失のないものかの判断が困難なもの
・医療事故調査委員会等による調査結果により公表の有無を判断
A 医療過誤（またはその可能性が大きい）と判断される場合
①公表時期：医療事故調査委員会等による調査結果が出て速やかに行う．
②公表方法：上記（1）の②と同様とする．
B 過失が特定できなかった場合
　他の医療機関の事故防止につながる事例など公表することの社会的意義が大きい場合については，院長が公表の有無を個別に判断公表を行う場合は，個別公表とし，事故の概要及び再発防止策（または医療事故調査報告書等の概要版等）を当該病院のホームページに掲載する．

(3) 原疾患の治療中に予期しなかった合併症，予期したものを上回った合併症等により死亡した場合
・原則として公表を行わないが，他の医療機関の事故防止につながる事例など公表することの社会的意義が大きい場合については，院長が公表の有無を個別に判断
①公表時期：上半期の事例は10月，下半期の事例は翌年度4月
　（例）一定期間ごとにまとめて公表する．
②公表方法：個別公表［事故の概要等を当該病院のホームページに掲載する］

(4) 患者影響レベル及び過失の有無にかかわらず多数の患者に被害が及ぶなど社会的な影響や病院運営への影響が大きいと考えられる医療事故，または医薬品の予想されていなかった副作用や，医療機器・用具の欠陥による事故等，公表することが他の医療機関の事故防止に明らかにつながる事例については院長が公表の有無を個別に判断
①公表時期：院長の公表判断後，速やかに行う．
②公表方法：上記（1）と同様とする．

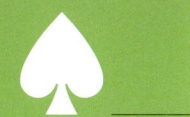

【巻末資料3】
改正医療法新旧対照表(改正法・省令・通知等 完全整理)

(下線部分は改正部分.新規条文の見出しは作成者による.資料作成:神谷竜光弁護士)

改正後	改正前
目次 (略) 　第三章　医療の安全の確保 　　第一節　医療の安全の確保のための措置（第6条の9—第6条の14） 　　第二節　医療事故調査・支援センター（第6条の15—第6条の27） (略) 　　第三章　医療の安全の確保 　　　第一節　医療の安全の確保のための措置 〔国等の責務〕 第6条の9　(略) **【医療事故調査・支援センターへの報告】** 第6条の10　病院,診療所又は助産所(以下この章において「病院等」という.)の管理者は,医療事故(当該病院等に勤務する医療従事者が提供した[1]**医療に起因し,又は起因すると疑われる死亡又は死産であって,当該管理者が**[2]**当該死亡又は死産を予期しなかったものとして厚生労働省令で定めるものをいう.以下この章において同じ.)が発生した場合には,**[3]**厚生労働省令で定めるところにより,遅滞なく,当該医療事故の日時,場所及び状況その他**[4]**厚生労働省令で定める事項を第6条の15第1項の医療事故調査・支援センターに報告しなければならない.** 2　病院等の管理者は,前項の規定による報告をするに当たっては,あらかじめ,医療事故に係る死亡した者の遺族又は医療事故に係る死産した胎児の父母その他[5]**厚生労働省令で定める者**(以下この章において単に「遺族」という.)に対し,[6]**厚生労働省令で定める事項を説明しなければならない.ただし,遺族がないとき,又は遺族の所在が不明であるときは,この限りでない.**	目次 (略) 　第三章　医療の安全の確保（第6条の9—第6条の12） (新設) (新設) (略) 　　第三章　医療の安全の確保 (新設) 〔国等の責務〕 第6条の9　(略) (新設)

81

改正後	改正前
【医療事故調査等】 第6条の11　病院等の管理者は，医療事故が発生した場合には，[7]**厚生労働省令**で定めるところにより，速やかにその原因を明らかにするために必要な調査（以下この章において「医療事故調査」という．）を行わなければならない． 2　病院等の管理者は，[8]**医学医術に関する学術団体その他の厚生労働大臣が定める団体**（法人でない団体にあっては，代表者又は管理人の定めのあるものに限る．次項及び第六条の二十二において「医療事故調査等支援団体」という．）に対し，医療事故調査を行うために必要な支援を求めるものとする． 3　医療事故調査等支援団体は，前項の規定により支援を求められたときは，[9]**医療事故調査に必要な支援を行うものとする．** 4　病院等の管理者は，医療事故調査を終了したときは，[10]**厚生労働省令**で定めるところにより，遅滞なく，その結果を第6条の15第1項の医療事故調査・支援センターに報告しなければならない． 5　病院等の管理者は，前項の規定による報告をするに当たっては，あらかじめ，遺族に対し，[11]**厚生労働省令**で定める事項を説明しなければならない．ただし，遺族がないとき，又は遺族の所在が不明であるときは，この限りでない． 〔病院等の管理者の責務〕 第6条の12　病院等の管理者は，前2条に規定するもののほか，厚生労働省令で定めるところにより，医療の安全を確保するための指針の策定，従業者に対する研修の実施その他の当該病院，診療所又は助産所における医療の安全を確保するための措置を講じなければならない．	（新設） 〔病院等の管理者の責務〕 第6条の10　病院，診療所又は助産所の管理者は，厚生労働省令で定めるところにより，医療の安全を確保するための指針の策定，従業者に対する研修の実施その他の当該病院，診療所又は助産所における医療の安全を確保するための措置を講じなければならない．

改正後	改正前
〔医療安全支援センター〕 第6条の13　（略） 一　患者又はその家族からの当該都道府県等の区域内に所在する病院等における医療に関する苦情に対応し，又は相談に応ずるとともに，当該患者若しくはその家族又は当該病院等の管理者に対し，必要に応じ，助言を行うこと． 二　当該都道府県等の区域内に所在する病院等の開設者若しくは管理者若しくは従業者又は患者若しくはその家族若しくは住民に対し，医療の安全の確保に関し必要な情報の提供を行うこと． 三　当該都道府県等の区域内に所在する病院等の管理者又は従業者に対し，医療の安全に関する研修を実施すること． 四　（略） 2～4　（略） 〔情報の提供等〕 第6条の14　国は，医療安全支援センターにおける事務の適切な実施に資するため，都道府県等に対し，医療の安全に関する情報の提供を行うほか，医療安全支援センターの運営に関し必要な助言その他の援助を行うものとする．	〔医療安全支援センター〕 第6条の11　（略） 一　患者又はその家族からの当該都道府県等の区域内に所在する病院，診療所若しくは助産所における医療に関する苦情に対応し，又は相談に応ずるとともに，当該患者若しくはその家族又は当該病院，診療所若しくは助産所の管理者に対し，必要に応じ，助言を行うこと． 二　当該都道府県等の区域内に所在する病院，診療所若しくは助産所の開設者若しくは管理者若しくは従業者又は患者若しくはその家族若しくは住民に対し，医療の安全の確保に関し必要な情報の提供を行うこと． 三　当該都道府県等の区域内に所在する病院，診療所又は助産所の管理者又は従業者に対し，医療の安全に関する研修を実施すること． 四　（略） 2～4　（略） 〔情報の提供等〕 第6条の12　国は，医療安全支援センターにおける事務の適切な実施に資するため，都道府県等に対し，医療の安全に関する情報の提供を行うほか，医療安全支援センターの運営に関し必要な助言その他の援助を行うものとする． （略）

改正後	改正前
第二節　医療事故調査・支援センター 【医療事故調査・支援センターの指定】 第6条の15　厚生労働大臣は，医療事故調査を行うこと及び医療事故が発生した病院等の管理者が行う医療事故調査への支援を行うことにより医療の安全の確保に資することを目的とする一般社団法人又は一般財団法人であって，次条に規定する業務を適切かつ確実に行うことができると認められるものを，その申請により，医療事故調査・支援センターとして[23]**指定することができる**． 2　厚生労働大臣は，前項の規定による指定をしたときは，当該医療事故調査・支援センターの名称，住所及び事務所の所在地を公示しなければならない． 3　医療事故調査・支援センターは，その名称，住所又は事務所の所在地を変更しようとするときは，あらかじめ，その旨を厚生労働大臣に届け出なければならない． 4　厚生労働大臣は，前項の規定による届出があったときは，当該届出に係る事項を公示しなければならない．	（新設） （新設）
【医療事故調査・支援センターの業務】 第6条の16　医療事故調査・支援センターは，次に掲げる業務を行うものとする． 一　第六条の十一第四項の規定による報告により収集した情報の整理及び分析を行うこと． 二　第六条の十一第四項の規定による報告をした病院等の管理者に対し，[12]前号の**情報の整理及び分析の結果の報告を行う**こと． 三　次条第一項の調査を行うとともに，その結果を同項の管理者及び遺族に報告すること． 四　医療事故調査に従事する者に対し医療事故調査に係る知識及び技能に関する[13]**研修**を行うこと． 五　医療事故調査の実施に関する相談に応じ，必要な情報の提供及び支援を行うこと． 六　医療事故の再発の防止に関する[14]**普及啓発**を行うこと． 七　前各号に掲げるもののほか，医療の安全の確保を図るために必要な業務を行うこと．	（新設）

改正後	改正前
【医療事故調査・支援センターによる調査】 第6条の17　医療事故調査・支援センターは，医療事故が発生した病院等の管理者又は遺族から，当該医療事故について[15]**調査の依頼**があったときは，必要な調査を行うことができる． 2　医療事故調査・支援センターは，前項の調査について必要があると認めるときは，同項の管理者に対し，文書若しくは口頭による説明を求め，又は資料の提出その他[16]**必要な協力**を求めることができる． 3　第一項の管理者は，医療事故調査・支援センターから前項の規定による求めがあったときは，これを拒んではならない． 4　医療事故調査・支援センターは，第一項の管理者が第二項の規定による求めを拒んだときは，その旨を公表することができる． 5　医療事故調査・支援センターは，第一項の調査を終了したときは，その調査の結果を同項の[17]**管理者及び遺族に報告**しなければならない．	（新設）
【業務規程の認可等】 第6条の18　医療事故調査・支援センターは，第6条の16各号に掲げる業務（以下「調査等業務」という．）を行うときは，その開始前に，調査等業務の実施方法に関する事項その他の[18]**厚生労働省令**で定める事項について調査等業務に関する規程（次項及び第6条の26第1項第3号において「業務規程」という．）を定め，厚生労働大臣の認可を受けなければならない．これを変更しようとするときも，同様とする． 2　厚生労働大臣は，前項の認可をした業務規程が調査等業務の適正かつ確実な実施上不適当となったと認めるときは，当該業務規程を変更すべきことを命ずることができる．	（新設）

改正後	改正前
【事業計画等の認可等】 第6条の19　医療事故調査・支援センターは，毎事業年度，[19]厚生労働省令で定めるところにより，調査等業務に関し事業計画書及び収支予算書を作成し，厚生労働大臣の認可を受けなければならない．これを変更しようとするときも，同様とする． 2　医療事故調査・支援センターは，[20]厚生労働省令で定めるところにより，毎事業年度終了後，調査等業務に関し事業報告書及び収支決算書を作成し，厚生労働大臣に提出しなければならない．	（新設）
【業務の休廃止】 第6条の20　医療事故調査・支援センターは，[21]厚生労働大臣の許可を受けなければ，調査等業務の全部又は一部を休止し，又は廃止してはならない．	（新設）
【役員等の秘密保持義務】 第6条の21　医療事故調査・支援センターの役員若しくは職員又はこれらの者であった者は，正当な理由がなく，調査等業務に関して知り得た秘密を漏らしてはならない．	（新設）
【医療事故調査等支援団体への委託】 第6条の22　医療事故調査・支援センターは，調査等業務の一部を医療事故調査等支援団体に委託することができる． 2　前項の規定による委託を受けた医療事故調査等支援団体の役員若しくは職員又はこれらの者であった者は，正当な理由がなく，当該委託に係る業務に関して知り得た秘密を漏らしてはならない．	（新設）
【帳簿の記載】 第6条の23　医療事故調査・支援センターは，[22]厚生労働省令で定めるところにより，帳簿を備え，調査等業務に関し厚生労働省令で定める事項を記載し，これを保存しなければならない．	（新設）

改正後	改正前
【報告の徴収，立入検査】 第6条の24　厚生労働大臣は，調査等業務の適正な運営を確保するために必要があると認めるときは，医療事故調査・支援センターに対し，調査等業務若しくは資産の状況に関し必要な報告を命じ，又は当該職員に，医療事故調査・支援センターの事務所に立ち入り，調査等業務の状況若しくは帳簿書類その他の物件を検査させることができる． 2　前項の規定により立入検査をする職員は，その身分を示す証明書を携帯し，かつ，関係人にこれを提示しなければならない． 3　第1項の規定による権限は，犯罪捜査のために認められたものと解釈してはならない．	（新設）
【監督】 第6条の25　厚生労働大臣は，この節の規定を施行するために必要な限度において，医療事故調査・支援センターに対し，調査等業務に関し監督上必要な命令をすることができる．	（新設）
【指定の取消し】 第6条の26　厚生労働大臣は，医療事故調査・支援センターが次の各号のいずれかに該当するときは，第6条の15第1項の規定による指定（以下この条において「指定」という．）を取り消すことができる． 一　調査等業務を適正かつ確実に実施することができないと認められるとき． 二　指定に関し不正の行為があったとき． 三　この節の規定若しくは当該規定に基づく命令若しくは処分に違反したとき，又は第6条の18第1項の認可を受けた業務規程によらないで調査等業務を行ったとき． 2　厚生労働大臣は，前項の規定により指定を取り消したときは，その旨を公示しなければならない．	（新設）
【厚生労働省令への委任】 第6条の27　この節に規定するもののほか，医療事故調査・支援センターに関し必要な事項は，[23]厚生労働省令で定める． （略）	（新設） （略）

改正後	改正前
〔厚生労働省令への委任〕 第17条 第6条の10から第6条の12まで及び第13条から前条までに定めるもののほか，病院，診療所又は助産所の管理者が，その構造設備，医薬品その他の物品の管理並びに患者，妊婦，産婦及びじょく婦の入院又は入所につき遵守すべき事項については，厚生労働省令で定める． （略） 第72条 （略） 2 （略） 3 第6条の13第4項，第6条の21，第6条の22第2項，第30条の21第4項又は第30条の25第5項の規定に違反した者は，1年以下の懲役又は50万円以下の罰金に処する． 第73条 （略） 第73条の2 次の各号のいずれかに該当するときは，その違反行為をした医療事故調査・支援センターの役員又は職員は，30万円以下の罰金に処する． 　一　第6条の20の許可を受けないで，調査等業務の全部を廃止したとき． 　二　第6条の23の規定による帳簿の記載をせず，虚偽の記載をし，又は帳簿を保存しなかったとき． 　三　第6条の24第1項の規定による報告を怠り，若しくは虚偽の報告をし，又は同項の規定による検査を拒み，妨げ，若しくは忌避したとき． （略）	〔厚生労働省令への委任〕 第17条 第6条の10及び第13条から前条までに定めるもののほか，病院，診療所又は助産所の管理者が，その構造設備，医薬品その他の物品の管理並びに患者，妊婦，産婦及びじょく婦の入院又は入所につき遵守すべき事項については，厚生労働省令で定める． （略） 第72条 （略） 2 （略） 3 第6条の11第4項，第30条の15第4項又は第30条の19第5項の規定に違反した者は，1年以下の懲役又は50万円以下の罰金に処する． 第73条 （略） （新設） （略）

(※以下①～㉓の番号は，対照表の改正後条文中の上付き番号①～㉓に対応)

①医療に起因し，又は起因すると疑われる死亡又は死産について（第6条の10第1項）（平成27年5月8日医政発0508第1号厚生労働省医政局長通知別添（以下通知）1頁，4頁）
(1) 省令事項ではない．通知により，「起因し，又は起因すると疑われる」かどうかにつき，以下のようなものがまとめられた．
・「医療」に含まれるものは制度の対象であり，「医療」の範囲に含まれるものとして，手術，処置，投薬及びそれに準じる医療行為（検査，医療機器の使用，医療上の管理など）が考えられる．
・施設管理等の「医療」に含まれない単なる管理は制度の対象とならない．
・医療機関の管理者が判断するものであり，ガイドラインでは判断の支援のための考え方を示す
(2) 通知により，死産についても，以下のようなものが検討されている．
・死産については「医療に起因し，又は起因すると疑われる，妊娠中または分娩中の手術，処置，投薬及びそれに準じる医療行為により発生した死産であって，当該管理者が当該死産を予期しなかったもの」を管理者が判断する．
・人口動態統計の分類における「人工死産」は対象としない．

②当該死亡又は死産を予期しなかったものについて（第6条の10第1項）（通知3頁）
(1) 医療法施行規則第1条の10の2第1項として次のように定められた．
　当該死亡又は死産は「次の各号のいずれにも該当しないと管理者が認めたもの」
「一　病院等の管理者が，当該医療が提供される前に当該医療従事者等が当該医療の提供を受ける者又はその家族に対して当該死亡又は死産が予期されていることを説明していたと認めたもの
　二　病院等の管理者が，当該医療が提供される前に当該医療従事者等が当該死亡又は死産が予期されることを当該医療の提供を受ける者に係る診療録その他の文書等に記録していたと認めたもの
　三　病院等の管理者が，当該医療を提供した医療従事者等からの事情の聴取及び第1条の11第1項第2号の委員会〔医療の安全管理のための委員会〕からの意見の聴取（当該委員会を開催している場合に限る．）を行った上で，当該医療が提供される前に当該医療従事者等が当該死亡又は死産を予期していたと認めたもの」（〔〕中の文言は作成者による．以下同じ．）
　なお，第3号については，「緊急時等説明や文書記載など余裕がなく，処置や手術等に入る場合」を想定しての規定である（2015年1月14日第4回医療事故調査制度の施行に係る検討会議事録大坪医療安全推進室長発言）．
(2) 通知により，省令事項について下記のような解釈を示すことになった．
・省令第1号及び第2号に該当するものは，一般的な死亡の可能性についての説明や記録ではなく，当該患者個人の臨床経過等を踏まえて，当該死亡又は死産が起こりうることについての説明及び記録であることに留意すること．
・患者等に対し当該死亡又は死産が予期されていることを説明する際は，医療法第1条の4第2項の規定に基づき，適切な説明を行い，医療を受ける者の理解を得るよう努める

こと．
参考）医療法第1条の4第2項
　　　医師，歯科医師，薬剤師，看護師その他の医療の担い手は，医療を提供するに当たり，適切な説明を行い，医療を受ける者の理解を得るよう努めなければならない．

③医療機関から医療事故調査・支援センター（以下「センター」という．）への報告方法について（第6条の10第1項）（通知6頁）
(1) 医療法施行規則第1条の10の2第2項として次のように定められた．
　センターへの報告は，次のいずれかの方法によって行うものとする．
「一　書面を提出する方法
　二　医療事故調査・支援センターの使用に係る電子計算機と報告をする者の使用に係る電子計算機とを電気通信回線で接続した電子情報処理組織を使用する方法〔Web上のシステム〕」
(2) 省令事項に関連して，通知により，以下のような内容を示すことになった．
　以下のうち，適切な方法を選択して報告する．
　　・書面　　・Web上のシステム

④センターへの報告事項について（第6条の10第1項）（通知6頁）
(1) 医療法施行規則第1条の10の2第3項として次のように定められた．
　病院等の管理者がセンターに報告を行わなければならない事項は，次の通り．
「一　病院等の名称，所在地，管理者の氏名及び連絡先
　二　医療事故（法第6条の10第1項に規定する医療事故をいう．以下同じ．）に係る医療の提供を受けた者に関する性別，年齢その他の情報
　三　医療事故調査（法第6条の10第1項に規定する医療事故調査をいう．以下同じ．）の実施計画の概要
　四　前各号に掲げるもののほか，当該医療事故に関し管理者が必要と認めた情報」
(2) なお，法律では，・日時／場所　・医療事故の状況を報告するように求められている．
(3) 省令事項に関連して，通知により，以下の事項を報告するよう示すことになった．
・日時／場所／診療科
・医療事故の状況（・疾病名／臨床経過等　・報告時点で把握している範囲　・調査により変わることがあることが前提であり，その時点で不明な事項については不明と記載する．）
・連絡先
・医療機関名／所在地／管理者の氏名／連絡先
・患者情報（性別／年齢等）
・調査計画と今後の予定
・その他管理者が必要と認めた情報
(4) センターへの報告期限について，通知により，以下のようなことを示すことになった．
　個別の事案や事情等により，医療事故の判断に要する時間が異なることから具体的な期限は設けず，「遅滞なく」報告とする．

＊なお，「遅滞なく」とは，正当な理由無く漫然と遅延することは認められないという趣旨であり，当該事例ごとにできる限りすみやかに報告することが求められる．

⑤遺族の範囲について（第6条の10第2項）（通知7頁）
(1) 医療法施行規則第1条の10の3第1項として次のように定められた．
　「当該医療事故に係る死産した胎児の祖父母」
(2) 省令事項に関連して，通知により，以下のような内容を示すことになった．
・同様に遺族の範囲を法令で定めないこととしている他法令（死体解剖保存法）の例にならうこととする．
・「死産した胎児」の遺族については，当該医療事故により死産した胎児の父母，祖父母とする．
・遺族側で遺族の代表者を定めてもらい，遺族への説明等の手続はその代表者に対して行う．

⑥医療機関から遺族への説明事項について（第6条の10第2項）（通知8頁）
(1) 医療法施行規則第1条の10の3第1項として次のように定められた．
　遺族への説明事項については，以下のとおりとする．
「一　医療事故が発生した日時，場所及びその状況
　二　医療事故調査の実施計画の概要
　三　医療事故調査に関する制度の概要
　四　医療事故調査の実施に当たり解剖又は死亡時画像診断（磁気共鳴画像診断装置その他の画像による診断を行うための装置を用いて，死体の内部を撮影して死亡の原因を診断することをいう．次条第5号において同じ．）〔Ai〕を行う必要がある場合には，その同意の取得に関する事項」
(2) 省令事項に関連して，通知により，以下のような内容を示すことになった．
・遺族へは，「センターへの報告事項」の内容を遺族にわかりやすく説明する．
・遺族へは，以下の事項を説明する．
　・医療事故の日時，場所，状況
　　・日時／場所／診療科
　　・医療事故の状況（・疾病名／臨床経過等　・報告時点で把握している範囲　・調査により変わることがあることが前提であり，その時点で不明な事項については，不明とする．）
　・制度の概要
　・院内事故調査の実施計画
　・解剖又は死亡時画像診断（Ai）が必要な場合の解剖又は志望画像診断（Ai）の具体的実施内容などの同意取得のための事項
　・血液等の検体保存が必要な場合の説明

⑦厚生労働省令（医療機関が行う医療事故調査の方法等について）（第6条の11第1項）（通知9頁）

(1) 医療法施行規則第1条の10の4第1項として次のように定められた．
　　病院等の管理者は，医療事故調査を行うに当たっては，以下の調査に関する事項について，当該医療事故調査を適切に行うために必要な範囲内で選択し，それらの事項に関し，当該医療事故の原因を明らかにするために，情報の収集及び整理を行うものとする．
「一　診療録その他の診療に関する記録の確認
　二　当該医療事故に係る医療を提供した医療従事者からの事情の聴取
　三　前号に規定する者以外の関係者からの事情の聴取
　四　当該医療事故に係る死亡した者又は死産した胎児の解剖
　五　当該医療事故に係る死亡した者又は死産した胎児の死亡時画像診断
　六　当該医療事故に係る医療の提供に使用された医薬品，医療機器，設備その他の物の確認
　七　当該医療事故に係る死亡したもの又は死産した胎児に関する血液又は尿その他の物についての検査」

(2) 省令事項に関連して，通知により，以下のような内容を示すことになった．
・本制度の目的は医療安全であり，個人の責任を追求するためのものではないこと．
・調査の対象者については当該医療従事者を除外しないこと．
・調査項目については，以下の中から必要な範囲内で選択し，それらの事項に関し，情報の収集，整理を行うものとする．　※調査の課程において可能な限り匿名性の確保に配慮すること．
　・診療録その他の診療に関する記録の確認
　　例）カルテ，画像，検査結果等
　・当該医療従事者のヒアリング
　　※ヒアリング結果は内部資料として取り扱い，開示しないこと．（法的強制力がある場合を除く．）とし，その旨をヒアリング対象者に伝える．
　・その他の関係者からのヒアリング
　　※遺族からのヒアリングが必要な場合があることも考慮する．
　・医薬品，医療機器，設備等の確認
　・解剖又は死亡時画像診断（Ai）については解剖又は死亡時画像診断（Ai）の実施前にどの程度死亡の原因を医学的に判断できているか，遺族の同意の有無，解剖又は死亡時画像診断（Ai）の実施により得られると見込まれる情報の重要性などを考慮して実施の有無を判断する．
　・血液，尿等の検体の分析・保存の必要性を考慮
・医療事故調査は医療事故の原因を明らかにするために行うものであること．
　※原因も結果も明確な，誤薬等の単純な事例であっても，調査項目を省略せずに丁寧な調査を行うことが重要であること．
・調査の結果，必ずしも原因が明らかになるとは限らないことに留意すること．
・再発防止は可能な限り調査の中で検討することが望ましいが，必ずしも再発防止策が得られるとは限らないことに留意すること．

⑧医療事故調査支援等団体について（第6条の11第2項（第6条の16第5号））（通知

10頁)
(1) 告示事項である．日本医師会等を告示することになった．
(2) 告示に関連して，通知により，以下の事項を示すことになった．
・医療機関の判断により，必要な支援を支援団体に求めるものとする．
・支援団体となる団体の事務所等の既存の枠組みを活用した上で団体間で連携して，支援窓口や担当者を一元化することを目指す．
・その際，ある程度広域でも連携がとれるような体制構築を目指す．
・解剖又は死亡時画像診断については専用の施設・医師の確保が必要であり，サポートが必要である．
＊参議院厚生労働委員会附帯決議（2　医療事故調査制度について）
　イ　院内事故調査及び医療事故調査・支援センターの調査に大きな役割を果たす医療事故調査等支援団体については，地域間における事故調査の内容及び質の格差が生じないようにする観点からも，中立性・専門性が確保される仕組みの検討を行うこと．また，事故調査が中立性，透明性及び公正性を確保しつつ，迅速かつ適正に行われるよう努めること．

⑨医療機関での判断プロセスについて（センターや支援団体への相談）（第6条の11第3項，第6条の10第1項，第6条の16第5号）（通知5頁）
省令事項ではない．通知事項として，以下の点を示すことになった．
・管理者が判断するに当たっては，当該医療事故に関わった医療従事者等から十分事情を聴取した上で，組織として判断する．
・管理者が判断する上での支援として，センター及び支援団体は医療機関からの相談に応じられる体制を設ける．
・管理者から相談を受けたセンター又は支援団体は，記録を残す際等，秘匿性を担保すること．

⑩医療事故調査からセンターへの調査報告結果について（第6条の11第4項）（通知11頁）
(1) 医療法施行規則第1条の10の4第2項として次のように定められた．
「　病院等の管理者は，院内調査結果の報告を行うに当たっては，次に掲げる事項を記載し，当該医療事故に係る医療従事者等の識別（他の情報との照合による識別を含む．次項において同じ．）ができないように加工した報告書を提出しなければならない．
　一　当該医療事故が発生した日時，場所及び診療科名
　二　病院等の名称，所在地，管理者の指名及び連絡先
　三　当該医療事故に係る医療を受けた者に関する性別，年齢その他の情報
　四　医療事故調査の項目，手法及び結果」
(2) 省令事項に関連して，通知により，以下のような内容を示すことになった．
・本制度の目的は医療安全であり，個人の責任を追求するためのものではないことを，報告書冒頭に記載する．
・報告書はセンターへの提出及び遺族への説明を目的としたものであることを記載することは差し支えないが，それ以外の用途に用いる可能性については，あらかじめ当該医療

従事者へ教示することが適当である．
・センターへは以下の事項を報告する．
　・日時／場所／診療科
　・医療機関名／所在地／連絡先
　・医療機関の管理者の氏名
　・患者情報（性別／年齢等）
　・医療事故調査の項目，手法及び結果
　　・調査の概要（調査項目，調査の手法）
　　・臨床経過（客観的事実の経過）
　　・原因を明らかにするための調査の結果
　　　※必ずしも原因が明らかになるとは限らないことに留意すること．
　　・調査において再発防止策の検討を行った場合，管理者が講ずる再発防止策については記載する．
　　・当該医療従事者が報告書の内容について意見がある場合等は，その旨を記載すること．
・医療上の有害事象に関する他の報告制度（例：医薬品医療機器総合機構）について，厚労省から医療機関に対して提示する．
・当該医療従事者等の関係者について匿名化する．
・医療機関が報告する医療事故調査の結果に院内調査の内部資料は含まない．
(3) センターへの報告方法について，通知により，以下のような内容を示すことになった．
・医療事故調査・支援センターへの報告は，次のいずれかの方法によって行うものとする．
　・書面又はWeb上のシステム

⑪医療機関が行った調査結果の遺族への説明について（第6条の11第5項）（通知12頁）
(1) 医療法施行規則第1条の10の4第3項として次のように定められた．
「　前項各号〔同条第2項〕に掲げる事項〔センターへの報告事項〕（当該医療事故に係る医療従事者等の識別ができないようにしたものに限る．）とする．」
(2) 省令事項に関連して，通知において，同様の内容を示すことになった．
(3) 遺族への説明方法について，通知により，以下のような内容を示すことになった．
・遺族への説明については，口頭（説明内容をカルテに記載）又は書面（報告書又は説明用の資料）若しくはその双方の適切な方法により行う．
・調査の目的・結果について，遺族が希望する方法で説明するよう努めなければならない．

⑫センターが行う，院内事故調査結果の整理・分析とその結果の医療機関への報告について（第6条の16第2号，第1号）（通知17頁）
　省令事項ではない．通知事項として，以下の内容が検討されている．
・報告された事例の匿名化・一般化を行い，データベース化，類型化するなどして類似事例を集積し，共通点・類似点を調べ，傾向や優先順位を勘案する．
・個別事例についての報告ではなく，集積した情報に対する分析に基づき，一般化・普遍化した報告をすること．
・医療機関の体制・規模等に配慮した再発防止策の検討を行うこと．

⑬センターが行う研修について（第6条の16第4号）（通知18頁）
　　省令事項ではない．通知事項として，以下のような内容を示すことになった．
・センターが行う研修については，対象者別に以下の研修を行う．
　　①センターの職員向け：センターの業務（制度の理解，相談窓口業務，医療機関への支援等）を円滑に遂行するための研修
　　②医療機関の職員向け：科学性・論理性・専門性を伴った事故調査を行うことができるような研修
　　③支援団体の職員向け：専門的な支援に必要な知識等を学ぶ研修
・研修を行うに当たっては，既存の団体等が行っている研修と重複することがないよう留意する．
・研修の実施に当たっては，一定の費用徴収を行うこととし，その収入は本制度のために限定して使用する．

⑭センターが行う普及啓発について（第6条の16第6号）（通知19頁）
　　省令事項ではない．通知事項として，以下のような内容を示すことになった．
・集積した情報に基づき，個別事例ではなく全体として得られた知見を繰り返し情報提供する．
・誤薬が多い医療品の商品名や表示の変更など，関係業界に対しての働きかけも行う．
・再発防止策がどの程度医療機関に浸透し，適合しているか調査を行う．

⑮センターが行う調査の依頼について（第6条の17第1項）（通知15頁）
　　省令事項ではない．通知事項として，以下のような内容を示すことになった．
・医療事故が発生した医療機関の管理者又は遺族は，医療機関の管理者が医療事故としてセンターに報告した事案については，センターに対して調査の依頼ができる．

⑯センターが行う調査の内容について（第6条の17第2項第3項第4項）（通知15頁）
　　省令事項ではない．通知事項として，以下のような内容を示すことになった．
・院内事故調査終了後にセンターが調査する場合は，院内調査の検証が中心となるが，必要に応じてセンターから調査の協力を求められることがあるので病院等の管理者は協力すること．
・院内事故調査終了前にセンターが調査する場合は院内調査の進捗状況等を確認するなど，医療機関と連携し，早期に院内事故調査の結果が得られることが見込まれる場合には，院内事故調査の結果を受けてその検証を行うこと．各医療機関においては院内事故調査を着実に行うとともに，必要に応じてセンターから連絡や調査の協力を求められることがあるので病院等の管理者は協力すること．
・センター調査（・検証）は，「医療機関が行う調査の方法」で示した項目について行う．その際，当該病院等の状況等を考慮しておこなうこと．
・センターは医療機関に協力を求める際は，調査に必要かつ合理的な範囲で協力依頼を行うこととする．

⑰センターが行った調査の医療機関と遺族への報告について（第6条の17第5項，第6条の21）（通知16頁，17頁）
(1) 省令事項ではない．
(2) センター調査の遺族および医療機関への報告方法・報告事項について，通知により，以下のような内容を示すことになった．
・センターは調査終了時に以下事項を記載した調査結果報告書を，医療機関と遺族に対して交付する．
　・日時／場所／診療科
　・医療機関名／所在地／連絡先
　・医療機関の管理者
　・患者情報（性別／年齢等）
　・医療事故調査の項目，手法及び結果
　　・調査の概要（調査項目，調査の手法）
　　・臨床経過（客観的事実の経過）
　　・原因を明らかにするための調査の結果
　　　※調査の結果，必ずしも原因が明らかになるとは限らないことに留意すること．
　　　※原因分析は客観的な事実から構造的な原因を分析するものであり，個人の責任追及を行うものではないことに留意すること．
　　・再発防止策
　　　※再発防止策は，個人の責任追及とならないように注意し，当該医療機関の状況及び管理者の意見を踏まえた上で記載すること．
・センターが報告する調査の結果に院内調査報告書等の内部資料は含まない．
(3) センター調査報告書の取扱いについて，通知により，以下のような内容を示すことになった．
・本制度の目的は医療安全であり，個人の責任を追及するためのものではないため，センターは，個別の調査報告書及びセンター調査の内部資料の結果については，法的義務のない開示請求に応じないこと．
　※証拠制限などは省令が法律を超えることはできず，立法論の話である．
・医療事故調査・支援センターの役員若しくは職員又はこれらの者であった者は，正当な理由がなく，調査等業務に関して知り得た秘密を漏らしてはならない．

⑱センターが備えるべき規程について（第6条の18第1項第2項）（通知20頁）
(1) 医療法施行規則第1条の13の5として次のように定められた．
「　一　調査等業務を行う時間及び休日に関する事項
　　二　調査等業務を行う事務所に関する事項
　　三　調査等業務の実施方法に関する事項
　　四　医療事故調査・支援センターの役員の選任及び解任に関する事項
　　五　調査等業務に関する秘密の保持に関する事項
　　六　調査等業務に関する帳簿及び書類の管理及び保存に関する事項
　　七　前各号に掲げるものの他，調査等業務に関し必要な事項」

(2) 医療法施行規則第1条の13の6として次ように定められた．
「1　医療事故調査・支援センターは，」「業務規程の認可を受けようとするときは，その旨を記載した申請書に当該業務規程を添えて，これを厚生労働大臣に提出しなければならない．」
「2　医療事故調査・支援センターは，」「業務規程の変更の認可を受けようとするときは，次に掲げる事項を記載した申請書を厚生労働大臣に提出しなければならない．
　一　変更の内容
　二　変更しようとする年月日
　三　変更の理由」

⑲センターの事業計画等の認可について（第6条の19第1項）（通知21頁）
　医療法施行規則第1条の13の7として次のように定められた．
「1　医療事故調査・支援センターは，」「事業計画書及び収支予算書の認可を受けようとするときは，毎事業年度開始の一月前までに（法第6条の15第1項の指定を受けた日の属する事業年度にあっては，その指定を受けた後遅滞なく），申請書に事業計画書及び収支予算書を添えて，これを厚生労働大臣に提出しなければならない．
「2　医療事故調査・支援センターは，」「事業計画書又は収支予算書の変更の認可を受けようとするときは，あらかじめ，変更の内容及び理由を記載した申請書を厚生労働大臣に提出しなければならない．」

⑳センターの事業報告書等の提出について（第6条の19第2項）（通知21頁）
　医療法施行規則第1条の13の8として次のように定められた．
　「医療事故調査・支援センターは，」「事業報告書及び収支決算書を毎事業年度終了後三月以内に貸借対照表を添えて厚生労働大臣に提出しなければならない．」

㉑センターの業務の休廃止の許可について（第6条の20）（通知22頁）
　医療法施行規則第1条の13の9として次のように定められた．
「医療事故調査・支援センターは，」調査等業務の全部又は一部の休止又は廃止の「許可を受けようとするときは，その休止し，又は廃止しようとする日の二週間前までに，次に掲げる事項を記載した申請書を厚生労働大臣に提出しなければならない．
　一　休止又は廃止しようとする調査等業務の範囲
　二　休止又は廃止しようとする年月日及び休止しようとする場合はその期間
　三　休止又は廃止の理由」

㉒センターが備える帳簿について（第6条の23）（通知22頁）
　医療法施行規則第1条の13の10として次のように定められた．
「1　医療事故調査・支援センターは，」「次項に掲げる事項を記載した帳簿を備え，これを最終の記載の日から三年間保存しなければならない．
　2　法第6条の23の厚生労働省令で定める事項は，次のとおりとする．
　一　法第6条の11第4項の規定により病院等の管理者から医療事故調査の結果の報告を受けた年月日
　二　前号の報告に係る医療事故の概要

三　第1号の報告に係る法第6条の16第1項第1号の規定による整理及び分析結果の概要」

㉓医療事故調査・支援センターの指定について（第6条の27，第6条の15）（通知13頁）
(1) 医療法施行規則第1条の13の2として次のように定められた．
「1　法第6条の15第1項の規定により医療事故調査・支援センターの指定を受けようとする者は，次に掲げる事項を記載した申請書を厚生労働大臣に提出しなければならない．
　一　名称及び住所並びに代表者の氏名
　二　調査等業務を行おうとする主たる事務所の名称及び所在地
　三　調査等業務を開始しようとする年月日
 2　前項の申請書には，次に掲げる書類を添付しなければならない．
　一　定款又は寄附行為及び登記事項証明書
　二　申請者が次条各号の規定に該当しないことを説明した書類
　三　役員の氏名及び経歴を記載した書類
　四　調査等業務の実施に関する計画
　五　調査等業務以外の業務を行っている場合には，その業務の種類及び概要を記載した書類」
(2) 医療法施行規則第1条の13の3として次のように定められた．
「　次のいずれかに該当する者は，」センターの「指定を受けることができない．
　一　法又は法に基づく命令に違反し，罰金以上の刑に処せられ，その執行を終わり，又は執行を受けることがなくなった日から二年を経過しない者」
「　二　」センターの指定を「取り消され，その取消しの日から二年を経過しない者
　三　役員のうちに前二号のいずれかに該当する者がある者」
(3) 医療法施行規則第1条の13の4として次のように定められた．
「厚生労働大臣は，」センターの指定の申請があった場合においては，「その申請が次の各号のいずれにも適合していると認めるときでなければ，同項の指定をしてはならない．」
　一　営利を目的とするものでないこと．
　二　調査等業務を行うことを当該法人の目的の一部としていること．
　三　調査等業務を全国的に行う能力を有し，かつ，十分な活動実績を有すること．
　四　調査等業務を全国的に，及び適確かつ円滑に実施するために必要な経理的基礎を有すること．
　五　調査等業務の実施について利害関係を有しないこと．
　六　調査等業務以外の業務を行っているときは，その業務を行うことによって調査等業務の運営が不公正になるおそれがないこと．
　七　役員の構成が調査等業務の公正な運営に支障を及ぼすおそれがないものであること．
　八　調査等業務について専門的知識又は識見を有する委員により構成される委員会を有すること．
　九　前号に規定する委員が調査等業務の実施について利害関係を有しないこと．
　十　公平かつ適正な調査等業務を行うことができる手続を定めていること．

索引 Index

い

委員長の心得　46
委員長の選任　41
委員の心得　46
委員の選任　41
医師法21条　22, 24
　　──異状死届出義務にかかわる
　　　最高裁判例　19
五つの願い　8, 61
医療安全管理者の業務指針および
　養成のための研修プログラム作成
　指針　49
医療側当事者　66
　　──のケア　15
医療行為の医学的評価　55
医療事故情報センター　8
医療事故調査・支援センター　7
　　──への報告　17, 18, 20, 21,
　　33, 34, 51, 53, 60, 71
医療事故調査・支援センターの調査
　17, 22, 38, 52
医療事故調査制度　7
医療対話推進者　62, 63, 64, 65,
　71
医療の素人　44
医療法
　　── 25条1項　22
　　── 6条の10　18, 20
　　── 6条の10第一項　33
　　── 6条の17　38
医療法施行規則12条　22
院内事故調査委員会　8, 9, 40, 45
　　──設置基準　29
院内報告システム　12
インフォームドコンセントの評価
　55

お

オートプシーイメージング　9, 22

か

外部調査委員　38
隠さない、ごまかさない、逃げない　11
環境要因（労働環境・人的環境・教
　育環境）　49
患者影響度分類　13
患者・家族への説明　14
患者・家族への対応　61
患者管理の医学的評価　56
管理者が予期しなかった死亡　19
管理者の予期　33

き

行政への報告　22
緊急対応会議　15, 17, 21

け

結果回避義務違反　34
原因の分析と評価　51
原因分析　49
原状回復　8

こ

公表の仕方　60
コンフリクト・マネジメント　71

さ

最高裁判例　19, 23
再発防止　8, 52
　　──のための指針　51, 56, 72
再発防止策　72
　　──検討チーム　73
　　──の実施状況の検証　73

し

時系列診療経過・当事者行動表　38,
　39, 46
時系列に整理された診療経過　37
事故調査報告書　51, 56, 59, 72
事実認定　51, 52
システム要因　49
死体解剖保存法第11条　22
死体の検案　23
司法解剖　23
死亡時画像診断　9, 22
事務局体制　36
重大な有害事象　18
初期対応　10, 13
初期対応時物品チェックシート
　15, 16
初期対応時記録・物品の保全　15
職員の倫理教育　11
事例検証委員会（症例検討会）　30
真相究明　8
　　──のための三原則　33
診断の医学的評価　55
心肺蘇生ガイドライン　12
シンプルヒューマンエラー　56

せ

誠意ある対応の3原則　61
責任追求型報告書　57, 58
設置のためのチェックシート　29,
　31, 32
センター調査　17, 22, 38, 52

そ

組織としての判断　20
損害賠償　8

た

体表に異状　22, 23, 24
だれだれ分析　57, 58

INDEX

ち
遅滞なく　20
調査結果の報告　53, 60
調査結果報告書　51, 52
治療費の請求　63

と
当事者のプライバシー　13, 59
当事者への支援態勢　69
匿名化　52, 59

な
なぜ，その医療事故が起きたのか　8
なぜなぜ分析　57, 75

は
反省謝罪　8

ひ
ヒアリング　47, 48
非医療者　42
ヒューマンファクター　49
標準的な治療　55
病理解剖　9, 22

ふ
不作為による死亡　19

ゆ
有害事象の患者影響度分類　14

よ
予期　33
予期しなかったもの　24
予期の三条件　31

り
リエゾン看護師　15

［英　文］
Ai（autopsy imaging）　9, 22
PDCA（Plan-Do-Check-Act）サイクル　73
RCA（根本原因分析）　49, 50, 74
TQC　42

| 院内事故調査実践マニュアル | ISBN978-4-263-73168-0 |

2015年9月25日　第1版第1刷発行

監修者　中　島　　　勧
編著者　公益財団法人
　　　　生存科学研究所
　　　　医療政策研究会
発行者　大　畑　秀　穂
発行所　医歯薬出版株式会社
〒113-8612　東京都文京区本駒込1-7-10
TEL．(03)5395-7641(編集)・7616(販売)
FAX．(03)5395-7624(編集)・8563(販売)
http://www.ishiyaku.co.jp/
郵便振替番号　00190-5-13816

乱丁，落丁の際はお取り替えいたします　　　印刷・教文堂／製本・皆川製本所
© Ishiyaku Publishers, Inc., 2015. Printed in Japan

本書の複製権・翻訳権・翻案権・上映権・譲渡権・貸与権・公衆送信権（送信可能化権を含む）・口述権は，医歯薬出版(株)が保有します．

本書を無断で複製する行為（コピー，スキャン，デジタルデータ化など）は，「私的使用のための複製」などの著作権法上の限られた例外を除き禁じられています．また私的使用に該当する場合であっても，請負業者等の第三者に依頼し上記の行為を行うことは違法となります．

JCOPY <(社)出版者著作権管理機構　委託出版物>
本書をコピーやスキャン等により複製される場合は，そのつど事前に(社)出版者著作権管理機構（電話 03-3513-6969, FAX 03-3513-6979, e-mail：info@jcopy.or.jp）の許諾を得てください．